U0958714

医学精准检验诊断与应用

谢淑萍　高文静　肖伟泉　李燕芳　刘　芳　李凌飞　主编

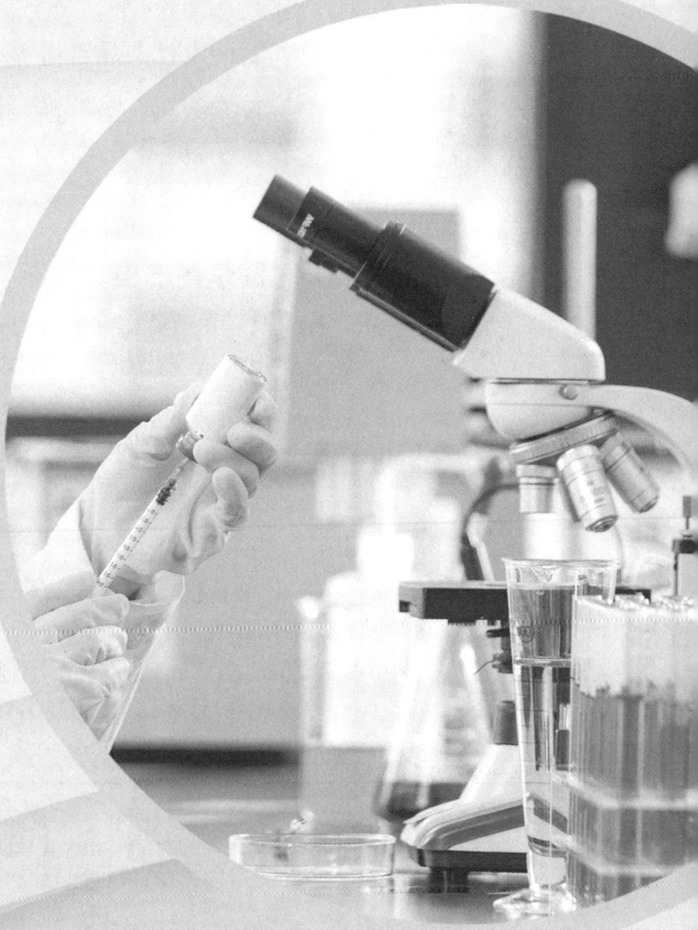

上海大学出版社

图书在版编目（CIP）数据
医学精准检验诊断与应用 / 谢淑萍等主编. -- 上海：上海大学出版社, 2024. 12. -- ISBN 978-7-5671-5169-7
Ⅰ. R446
中国国家版本馆CIP数据核字第2025J8Y384号

责任编辑　王　聪
封面设计　品雅传媒
技术编辑　金　鑫　钱宇坤

医学精准检验诊断与应用
谢淑萍　高文静　肖伟泉　李燕芳　刘　芳　李凌飞　主编
上海大学出版社出版发行
（上海市上大路99号　邮政编码200444）
（https://www.shupress.cn　发行热线 021-66135112）
出版人　余　洋
*
山东品雅文化传媒有限公司排版
上海华业装璜印刷厂有限公司印刷　各地新华书店经销
开本 710mm × 1000mm　1/16　印张 8.25　字数 154 千
2024年12月第1版　2025年4月第1次印刷
ISBN 978-7-5671-5169-7/R·94　定价：98.00 元

版权所有　侵权必究
如发现本书有印装质量问题请与印刷厂质量科联系
联系电话：021-56475919

编　委　会

主　编　谢淑萍　湛江中心人民医院

高文静　北华大学附属医院

肖伟泉　湛江中心人民医院

李燕芳　广州医科大学附属第二医院

刘　芳　临沂市河东区妇幼保健院

李凌飞　湛江市第一中医医院

副主编　马　硕　郑州大学第三附属医院

罗冬平　河南科技大学第一附属医院

刘　峥　湖北省十堰市茅箭区人民医院

李　菲　佳木斯大学附属第一医院

刘　立　重庆医科大学附属大学城医院

周　立　宁波市鄞州区第二医院

肖沛荣　长治医学院

林素辉　南昌市洪都中医院（江西中医药大学附属洪都中医院）

戴　雯　中国人民解放军东部战区总医院

孙跃岭　中国人民解放军北部战区总医院

编　委　伍　娟　南昌市洪都中医院（江西中医药大学附属洪都中医院）

高玲玲　中国人民解放军北部战区总医院

前　言

随着基础医学和临床医学的飞速发展，许多新的技术、新的理念、新的管理模式已融入医学检验实践。检验医学作为“古老”又“新兴”的边缘学科，已经发生了本质的变化，从检验技术转变为“检验医学”，使其服务范围、学科建设内涵、技术人员的知识结构和专业设置发生了相应的变化。为适应我国检验医学事业变化及继续教育发展的需要，我们组织编写了此书。

本书以医学检验为主线，疾病诊断治疗为目标，检验临床结合为中心，涵盖了一般常规检验、临床检验、微生物学检验及临床免疫学检验等内容。本书坚持基础理论与实际应用相结合，对检验科医师具有一定的参考价值，也可作为基层医生和医务工作者的学习用书。

本书经过编委成员的认真撰稿和反复修改，相互审阅后最终定稿。虽在编写过程中付出了多方面的努力，但涉及的学科多、内容新，书中难免存在不足之处，敬请广大读者批评指正，提出宝贵的意见和建议，以便再版时加以改进和提高。

编　者

2024 年 10 月

目录

第一章

血液检验

第一节　血液标本采集与处理

一、静脉采血法

（一）普通采血法

1. 试剂与器材

（1）30g/L 碘酊。

（2）75%乙醇。

（3）其他：一次性注射器、压脉带、垫枕、试管、消毒棉签。

2. 操作

（1）取试管 1 支（需抗凝者应加相应抗凝剂）。

（2）打开一次性注射器包装，取下针头无菌帽，将针头与针筒连接，针头斜面对准针筒刻度，抽拉针栓检查有无阻塞和漏气，排尽注射器内的空气，套上针头无菌帽，备用。

（3）受检者取坐位，前臂水平伸直置于桌面枕垫上，选择容易固定、明显可见的肘前静脉或手背静脉，幼儿可用颈外静脉采血。

（4）在穿刺点上方约 6cm 处系紧压脉带，嘱受检者紧握拳头，使静脉充盈显露。

（5）用 30g/L 碘酊自所选静脉穿刺处从内向外、顺时针方向消毒皮肤，待碘酊挥发后，再用 75%乙醇以同样方式脱碘，待干。

（6）取下针头无菌帽，以左手拇指固定静脉穿刺部位下端，右手拇指和中指持注射器针筒，示指固定针头下座，针头斜面和针筒刻度向上，沿静脉走向使针头与皮肤成 30°角，快速刺入皮肤，然后成 5°角向前刺破静脉壁进入静脉腔。见回血后，将针头顺势深入少许。穿刺成功后右手固定注射器，左手松压脉带后，再缓缓抽动注射器针栓至所需血量。受检者松拳，消毒干棉球压住穿刺孔，拔出针头。嘱受检者继续按压针孔数分钟。

（7）取下注射器针头，将血液沿试管壁缓缓注入试管中。抗凝血需立即轻轻混匀，盖紧试管塞，及时送检。

3. 附注

（1）采血部位通常选择肘前静脉，如此处静脉不明显，可采用手背、手腕、腘窝和外踝部静脉。幼儿可采用颈外静脉。

（2）采血一般取坐位或卧位：体位影响水分在血管内外的分布，从而影响被测血液成分浓度。

（3）压脉带捆扎时间不应超过 1 分钟，否则会使血液成分浓度发生改变。

（4）血液注入试管前应先取下注射器针头，然后将血液沿试管壁缓缓注入试管中，防止溶血和泡沫产生。需要抗凝时应与抗凝剂轻轻颠倒混匀，切忌用力振荡试管。

（5）如遇受检者发生晕针，应立即拔出针头，让其平卧。必要时可用拇指压掐或针刺人中、合谷等穴位，或嗅吸芳香酊等药物。

（二）真空采血管采血法

1. 原理

将有头盖胶塞的采血试管预先抽成不同的真空度，利用其负压自动定量采集静脉血样。

2. 试剂与器材

目前真空采血器有软接式双向采血针系统（头皮静脉双向采血式）和硬接式双向采血针系统（套筒双向采血式）两种，都是一端为穿刺针，另一端为刺塞针。另附不同用途的一次性真空采血管，有的加有不同抗凝剂，或其他添加剂，均用不同颜色头盖标记便于识别。真空采血法符合生物安全措施。

3. 操作

（1）消毒：为受检者选静脉与消毒。

（2）采血：①软接式双向采血针系统采血，拔除采血穿刺针的护套，以左手固定受检者前臂，右手拇指和示指持穿刺针，沿静脉走向使针头与皮肤成 30°角，快速刺入皮肤，然后呈 5°角向前刺破静脉壁进入静脉腔，见回血后将刺塞针端（用橡胶管套上的）直接刺穿真空采血管盖中央的胶塞中，血液自动流入试管内，如需多管血样，将刺塞端拔出，刺入另一真空采血管即可。达到采血量后，松压脉带，嘱受检者松拳，拔下刺塞端的采血试管。将消毒干棉球压住穿刺孔，立即拔除穿刺针，嘱受检者继续按压针孔数分钟。②硬连接式双向采血针系统采血，静脉穿刺如上，采血时将真空采血试管拧入硬连接式双向采血针的刺塞针端中，静脉血就会自动流入采血试管中，拔下采血试管后，再拔出穿刺针头。

（3）抗凝血：需立即轻轻颠倒混匀。

4. 附注

（1）使用真空采血器前应仔细阅读厂家说明书，严格按说明书要求操作。

（2）尽量选粗大的静脉进行穿刺。

（3）刺塞针端的乳胶套能防止拔除采血试管后继续流血污染周围，达到封闭采血防止污染环境的作用，因此不可取下乳胶套。

（4）带乳胶套的刺塞端须从真空采血试管的胶塞中心垂直穿刺。

（5）采血完毕后，先拔下刺塞端的采血试管，后拔穿刺针端。

（6）使用前勿松动一次性真空采血试管盖塞，以防采血量不准。

（7）如果一次采血要求采取几个标本时，应按以下顺序采血：血培养管，无抗凝剂及添加剂管，凝血象管，有抗凝剂（添加剂）管。

二、毛细血管采血法

1. 试剂与器材

（1）一次性采血针。

（2）消毒干棉球。

（3）75%乙醇棉球。

（4）经过校正的20μl 吸管。

2. 操作

（1）采血部位：成人以左手无名指为宜，1 岁以下婴幼儿通常用大拇指或足跟部两侧采血。

（2）轻轻按摩采血部位，使其自然充血，用 75%乙醇棉球消毒局部皮肤，待干。

（3）操作者用左手拇指和示指紧捏刺血部位两侧，右手持无菌采血针，自指尖内侧迅速穿刺。

（4）用消毒干棉球擦去第一滴血，按需要依次采血。

（5）采血完毕，用消毒干棉球压住伤口，止血。

3. 附注

（1）除特殊情况外，不要在耳垂采血。应避免在冻疮、炎症、水肿等部位采血。

（2）皮肤消毒后一定要待乙醇挥发干燥后采血，否则血液会四处扩散而不成滴。

（3）穿刺深度一般以 2.0~2.5mm 为宜，稍加挤压血液能流出。

（4）进行多项检验时，采集标本次序为：血小板计数、红细胞计数、血红蛋白测定、白细胞计数及涂血片等。

三、抗凝剂的选用

临床血液学检验中常用的抗凝剂有以下 3 种。

1. 枸橼酸钠（柠檬酸钠）

枸橼酸钠能与血液中的钙离子结合形成螯合物，从而阻止血液凝固。市售枸橼酸钠多含 2 分子结晶水，相对分子质量为 294.12，常用浓度为 109mmol/L（32g/L）。枸橼酸钠与血液的比例多采用 1∶9（V∶V），常用于凝血象和红细胞沉降率测定（魏氏法血沉测定时抗凝剂为 1∶4，即抗凝剂 0.4mL 加血 1.6mL）。

2. 乙二胺四乙酸二钾（$EDTA \cdot K_2 \cdot 2H_2O$，MW404.47）

其抗凝机制与枸橼酸钠相同。全血细胞分析用 $EDTA \cdot K_2$ 1.5~2.2mg 可阻止 1mL 血液凝固。适用于全血细胞分析，尤其适用于血小板计数。但由于其影响血小板聚集及凝血因子检测，故不适合做凝血象和血小板功能检查。

3. 肝素

肝素是一种含有硫酸基团的黏多糖，相对分子质量为 15 000，与抗凝血酶Ⅲ（AT-Ⅲ）结合，促进其对凝血因子Ⅻ、Ⅺ、Ⅸ、Ⅹ和凝血酶活性的抑制，抑制血小板聚集从而达到抗凝。通常用肝素钠盐或锂盐粉剂（125U=1mg）配成 1g/L 肝素水溶液，即每毫升含肝素 1mg。取 0.5mL 置小瓶中，37~50℃烘干后，能抗凝 5mL 血液。适用于红细胞比容测定，不适合凝血象和血液学一般检查，因其可使白细胞聚集，并使血涂片染色后产生蓝色背景。

四、血涂片制备

1. 器材

清洁、干燥、无尘、无油脂的载玻片（25mm×75mm，厚度为 0.8~12mm）。

2. 操作

血涂片制备方法很多，目前临床实验室普遍采用的是手工推片法，在玻片近一端 1/3 处，加一滴（约 0.05mL）充分混匀的血液，握住另一张边缘光滑的推片，以 30°~45°角使血滴沿推片迅速散开，快速、平稳地推动推片至载玻片的另一端。

3. 附注

（1）血涂片通常呈舌状或楔形，分头、体、尾三部分。

（2）推好的血涂片应在空气中晃动，使其尽快干燥。天气寒冷或潮湿时，应于37℃恒温箱中保温促干，以免细胞变形缩小。

（3）涂片的厚薄、长度与血滴的大小、推片与载玻片之间的角度、推片时的速度及红细胞比容有关。一般认为血滴大、角度大、速度快则血膜厚；反之则血膜薄。红细胞比容高于正常时，血液黏度较高，保持较小的角度，可得满意结果；相反，红细胞比容低于正常时，血液较稀，则应用较大角度、推片速度应较快。

（4）血涂片应在1小时内染色或在1小时内用无水甲醇（含水量<3%）固定后染色。

（5）新购置的载玻片常带有游离碱质，必须用浓度约1mol/L HCl浸泡24小时，再用清水彻底冲洗，擦干后备用。用过的载玻片可放入含适量肥皂或其他洗涤剂的清水中煮沸20分钟，洗净，再用清水反复冲洗，最后用蒸馏水浸洗，擦干备用。使用时，切勿用手触及玻片表面。

（6）血液涂片既可直接用非抗凝的静脉血或毛细血管血，也可用EDTA抗凝血制备。由于EDTA能阻止血小板聚集，故在显微镜下观察血小板形态时非常合适。

（7）使用EDTA·K_2抗凝血液样本时，应充分混匀后再涂片。抗凝血样本应在采集后4小时内制备血涂片，时间过长可引起中性粒细胞和单核细胞的形态改变。注意制片前，样本不宜冷藏。

五、血涂片染色

（一）瑞氏（Wright）染色法

1. 原理

瑞氏染色法使细胞着色既有化学亲和反应，又有物理吸附作用。各种细胞由于其所含化学成分不同，对染料的亲和力也不一样，因此，染色后各种细胞呈现出各自的染色特点。

2. 试剂

（1）瑞氏染液。

瑞氏染料	0.1g
甲醇（AR）	60.0mL

瑞氏染料由酸性染料伊红和碱性染料亚甲蓝的氧化物（天青）组成。将瑞氏染料放入清洁干燥研钵里，先加少量甲醇，充分研磨使染料溶解，将已溶解的染料倒入棕色试剂瓶中，未溶解的再加少量甲醇研磨，直至染料完全溶解，甲醇全部用完为止。配好后放于室温下，一周后即可使用。新配染液效果较差，

放置时间越长，染色效果越好。久置应密封，以免甲醇挥发或氧化成甲酸。染液中也可加中性甘油 2~3mL，除可防止甲醇过早挥发之外，也可使细胞着色清晰。

（2）pH6.8 磷酸盐缓冲液。

磷酸二氢钾（KH_2PO_4） 0.3g

磷酸氢二钠（Na_2HPO_4） 0.2g

加少量蒸馏水溶解，再加至 1 000mL。

3. 操作

（1）采血后推制厚薄适宜的血涂片（见“血涂片制备”）。

（2）用蜡笔在血膜两头画线，然后将血涂片平放在染色架上。

（3）加瑞氏染液数滴，以覆盖整个血膜为宜，固定血膜约 1 分钟。

（4）滴加约等量的缓冲液与染液混合，室温下染色 5~10 分钟。

（5）用流水冲去染液，待干燥后镜检。

4. 附注

（1）pH 对细胞染色有影响：由于细胞中各种蛋白质均为两性电解质，所带电荷随溶液 pH 而定。对某一蛋白质而言，如环境 $pH<pI$（蛋白质的等电点），则该蛋白质带正电荷，即在酸性环境中正电荷增多，易与酸性伊红结合，染色偏红；相反，则易与美蓝天青结合，染色偏蓝。为此，应使用清洁中性的载玻片，稀释染液必须用 pH6.8 缓冲液。冲洗玻片必须用流水。

（2）未干透的血膜不能染色，否则染色时血膜易脱落。

（3）染色时间与染液浓度、染色时温度成反比；而与细胞数量成正比。

（4）冲洗时不能先倒掉染液，应用流水冲去，以防染料沉淀在血膜上。

（5）如血膜上有染料颗粒沉积，可加少许甲醇溶解，但需立即用水冲掉甲醇，以免脱色。

（6）染色过淡，可以复染。复染时应先加缓冲液，创造良好的染色环境，而后加染液，或加染液与缓冲液的混合液，不可先加染液。

（7）染色过深可用水冲洗或浸泡水中一定时间，也可用甲醇脱色。

（8）染色偏酸或偏碱时，均应更换缓冲液再重染。

（9）瑞氏染液的质量好坏除用血涂片实际染色效果评价之外，还可采用吸光度比值（RA）评价。瑞氏染液的成熟指数以 RA（A650nm/A525nm）$=1.3\pm0.1$ 为宜。

（10）目前已有商品化瑞氏染液及缓冲液供应。

（二）瑞氏-姬姆萨（Wright-Giemsa）复合染色法

瑞氏-姬姆萨复合染色法原理与瑞氏染色法相同，但提高了噻嗪染料的质量，加强了天青的作用，对细胞核着色效果较好，但对中性颗粒着色较瑞氏染色差。因此，瑞氏-姬姆萨复合染色法可取长补短，使血细胞的颗粒及胞核均能获得满意的染色效果。

1. 试剂：瑞氏-吉姆萨复合染色液。

Ⅰ液：取瑞氏染料 1g、姬姆萨染料 0.3g，置洁净研钵中，加少量甲醇（分析纯），研磨片刻，吸出上层染液。再加少量甲醇继续研磨，再吸出上层染液。如此连续几次，共用甲醇 500mL。收集于棕色玻璃瓶中，每天早、晚各振摇 3 分钟，共 5 天，以后存放一周即能使用。

Ⅱ液：pH6.4~6.8 磷酸盐缓冲液

磷酸二氢钾（无水）　6.64g

磷酸氢二钠（无水）　2.56g

加少量蒸馏水溶解，用磷酸盐调整 pH，加水至 1 000mL。

2. 操作

瑞氏-姬姆萨复合染色法与瑞氏染色法相同。

第二节　血红蛋白测定

即氰化高铁血红蛋白（HiCN）测定法。

（一）原理

血红蛋白（除硫化血红蛋白外）中的亚铁离子（Fe^{2+}）被高铁氰化钾氧化成高铁离子（Fe^{3+}），血红蛋白转化成高铁血红蛋白。高铁血红蛋白与氰离子（CN^-）结合，生成稳定的氰化高铁血红蛋白（HiCN）。氰化高铁血红蛋白在波长 540nm 处有一个较宽的吸收峰，它在 540nm 处的吸光度同它在溶液中的浓度成正比。常规测定可从 HiCN 参考液制作的标准曲线上读取结果。

（二）试剂

HiCN 试剂：

氰化钾（KCN）　0.05g

高铁氰化钾［$K_3Fe(CN)_6$］　0.20g

无水磷酸二氢钾（KH_2PO_4）　0.14g

非离子表面活性剂［Triton X-100、Saponic218 等］　0.5~1.0mL

上述成分分别溶于蒸馏水中，混合，再加蒸馏水至 1 000mL，混匀。试剂为淡黄色透明溶液，pH 值在 7.0~7.4。血红蛋白应在 5 分钟内完全转化为高铁血红蛋白。

（三）操作

1. 标准曲线制备

将市售氰化高铁血红蛋白（HiCN）参考液稀释为 4 种浓度（200g/L，100g/L，50g/L，25g/L），然后以 HiCN 试剂调零，分别测定各自在 540nm 处的吸光度。以血红蛋白浓度（g/L）为横坐标，其对应的吸光度为纵坐标，在坐标纸上描点，绘制标准曲线。

2. 常规检测血红蛋白

先将 20μl 血用 5.0mL HiCN 试剂稀释，混匀，静置 5 分钟后，测定待检标本在 540nm 下的吸光度，查标准曲线求得血红蛋白含量。

（四）附注

1. 血红蛋白测定方法很多，但无论采用何种方法，都必须溯源至 HiCN 的结果。

2. 试剂应贮存在棕色硼硅有塞玻璃瓶中，不能贮存于塑料瓶中，否则会使 CN^-丢失，造成测定结果偏低。

3. 试剂应置于 4～10℃保存，不能放 0℃以下保存，因为结冰可引起试剂失效。

4. 试剂应保持新鲜，至少一个月配制一次。

5. 氰化钾是剧毒品，配试剂时要严格按剧毒品管理程序操作。

6. 脂血症或标本中存在大量脂质可产生混浊，可引起血红蛋白假性升高。白细胞数>20×10^9/L、血小板计数>700×10^9/L 及异常球蛋白增高也可出现混浊，均可使血红蛋白假性升高。煤气中毒或大量吸烟引起血液内碳氧血红蛋白增多，也可使测定值增高。若因白细胞数过多引起的混浊，可离心后取上清液比色；若因球蛋白异常增高（如肝硬化患者）引起的混浊，可向比色液中加入少许固体氯化钠（约 0.25g）或碳酸钾（约 0.1g），混匀后可使溶液澄清。

7. 测定后的 HiCN 比色液不能与酸性溶液混合（目前大都用流动比色，共用 1 个废液瓶，尤须注意），因为氰化钾遇酸可产生剧毒的氢氰酸气体。

8. 为防止氰化钾污染环境，比色测定后的废液集中于广口瓶中处理。①首先以水稀释废液（1∶1），再按每升上述稀释废液加次氯酸钠（安替福民）35mL，充分混匀后敞开容器口放置 15 小时以上，使 CN^-氧化成 CO_2 和 N_2 挥发，或水解成 CO_3^{2-} 和 NH_4^+，再排入下水道；②如果没有安替福民，可用“84”消毒液 40mL 代替，除毒效果基本相同；③碱性硫酸亚铁除毒：硫酸亚铁和 KCN 在碱性溶液中反应，生成无毒的亚铁氰化钾，取硫酸亚铁（$FeSO_4\cdot7H_2O$）50g，氢氧化钠 50g，加水至 1 000mL，搅匀制成悬液。每升 HiCN 废液，加上述碱性硫酸亚铁悬液 40mL，不时搅匀，置 3 小时后排入下水道。但除毒效果不如前两种方法好。

9. HiCN 参考液的纯度检查。①波长 450~750nm 的吸收光谱曲线形态应符合文献所述，即峰值在 540nm，谷值在 504nm；②A540nm/A504nm 的吸光度比值应为 1.59~1.63；③用 HiCN 试剂作空白，波长 710~800nm 处，比色杯光径 1.000cm 时，吸光度应小于 0.002。

第三节　红细胞检验

一、红细胞计数

（一）原理

用等渗稀释液将血液按一定倍数稀释，充入计数池后显微镜下计数一定体积内红细胞数，换算求出每升血液中红细胞的数量。

（二）试剂与器材

1. 红细胞稀释液

枸橼酸钠　1.0g

36%甲醛液　1.0mL

氯化钠　0.6g

加蒸馏水至 100mL，混匀、过滤两次后备用。

2. 其他

显微镜、改良 Neubauer 血细胞计数板等。

（三）操作

1. 取中号试管 1 支，加红细胞稀释液 2.0mL。

2. 用清洁干燥微量吸管取末梢血或抗凝血 10μl，擦去管外余血后加至红细胞稀释液底部，再轻吸上层清液清洗吸管 2~3 次，立即混匀。

3. 混匀后，用干净微量吸管将红细胞悬液充入计数池，不得有空泡或外溢，充池后静置 2~3 分钟后计数。

4. 高倍镜下依次计数中央大方格内四角和正中共 5 个中方格内的红细胞。对压线细胞按“数上不数下、数左不数右”的原则进行计数。

（四）计算

红细胞数/L = 5 个中方格内红细胞数 $\times 5\times 10\times 200\times 10^{6}$

= 5 个中方格内红细胞数 $\times 10^{10}$

= 5 个中方格内的红细胞数 $\times 10^{12}/100$

式中：

×5　5个中方格换算成1个大方格。

×10　1个大方格容积为0.1μl，换算成1.0μl。

×200　血液的实际稀释倍数应为201倍，按200倍是为了便于计算。

$\times 10^6$　由1μl换算成1L。

（五）参考区间

成人　男　（4.09~5.74）$\times 10^{12}$/L

　　　女　（3.68~5.13）$\times 10^{12}$/L

新生儿　（5.2~6.4）$\times 10^{12}$/L

婴儿　（4.0~4.3）$\times 10^{12}$/L

儿童　（4.0~4.5）$\times 10^{12}$/L

（六）附注

1. 采血时不能挤压过甚，因此针刺深度必须适当。
2. 稀释液要过滤，试管、计数板均须清洁，以免杂质、微粒等被误认为红细胞。
3. 参考范围数值内，两次红细胞计数相差不得超过5%。
4. 不允许以血红蛋白浓度来折算红细胞数。

（七）临床意义

红细胞增加或减少的临床意义与血红蛋白测定相似。一般情况下，红细胞数与血红蛋白浓度之间有一定的比例关系。但在病理情况下，此比例关系会打破，因此，同时测定二者，对贫血诊断和鉴别诊断有帮助。

二、红细胞形态学检查

各种贫血患者红细胞形态和着色有不同程度的改变，观察外周血红细胞形态有助于贫血的诊断和鉴别诊断。外周血红细胞变化有以下4种类型。

（一）大小异常

正常红细胞大小较为一致，直径为6~9μm。在各种贫血时，红细胞可出现大小不一。凡直径>10μm者称大红细胞，>15μm者称巨红细胞，常见于巨幼细胞性贫血、肝脏疾病等；直径<6μm者称为小红细胞，多见于缺铁性贫血等疾病。

（二）形态异常

1. 球形红细胞

红细胞直径通常<6μm，厚度增加通常>2.6μm，因而红细胞呈小圆球形，细胞中心区血红蛋白含量较正常红细胞多，常见于下列疾病。

（1）遗传性球形细胞增多症。

（2）自身免疫性溶血性贫血。

（3）异常血红蛋白病（HbS 及 HbC 病等）。

2. 椭圆形红细胞

红细胞呈椭圆形，横径缩短，长径增大，有时可呈畸形。正常人血液中也可见到，但最多不超过 15%。这种红细胞增多见于以下疾病。

（1）遗传性椭圆形细胞增多症，一般要高于 25%～50%才有诊断价值。

（2）其他各类贫血都可有不同程度的增多。

3. 靶形红细胞

比正常红细胞扁薄，中心有少许血红蛋白，部分可与周围的血红蛋白连接，边缘部染色较中央深，故呈靶状。主要见于以下疾病。

（1）珠蛋白生成障碍性贫血。

（2）严重缺铁性贫血。

（3）一些血红蛋白病（血红蛋白 C、D、E、S 病）。

（4）肝病、脾切除后及阻塞性黄疸等。

4. 镰形红细胞

细胞狭长似镰刀，也可呈麦粒状或冬青叶样，主要见于遗传性镰形红细胞增多症。

5. 口形红细胞

红细胞淡染区呈裂口状狭孔，正常<4%。增高见于以下疾病。

（1）口形细胞增多症。

（2）急性乙醇中毒。

6. 棘形红细胞

棘形红细胞是一种带刺状的红细胞，刺呈针刺状或尖刺状，见于以下疾病。

（1）棘细胞增多症（遗传性血浆 β 脂蛋白缺乏症）时，棘形红细胞可高达 70%～80%。

（2）严重肝病或制片不当。

7. 锯齿细胞

锯齿细胞也称短棘形细胞，细胞突起较棘细胞短，但分布较均匀。主要见于尿毒症、微血管病性溶血性贫血、丙酮酸激酶缺乏症、阵发性睡眠性血红蛋白尿症等。

8. 裂红细胞

裂红细胞指红细胞碎片，包括盔形红细胞等，多见于 DIC 和心源性溶血性贫血等。其他也见于化学中毒、肾功能不全、血栓性血小板减少性紫癜等。

(三)染色异常

1. 着色过浅

红细胞中心淡染区扩大，多见于缺铁性贫血、地中海贫血及其他血红蛋白病。

2. 着色过深

中心淡染区不见，着色较深，多见于溶血性贫血及大细胞性贫血。

3. 嗜多色性红细胞

红细胞经瑞氏染色染成灰蓝色、灰红色、淡灰色，胞体较正常红细胞稍大，这是一种尚未完全成熟的网织红细胞，多染性物质是核糖体，随着细胞的成熟而逐渐消失，主要见于各种增生性贫血。

(四)结构异常

1. 嗜碱性点彩红细胞

用亚甲基蓝染色（或用瑞氏染色），成熟红细胞内有散在的深蓝色嗜碱性颗粒，外周血中点彩红细胞增多，表示贫血时骨髓再生旺盛或有紊乱现象，某些重金属中毒时可大量出现。

2. 卡波环

成熟红细胞内有染成紫红色的细线状环，呈圆形或“8”字形，可能是残留核膜所致，见于恶性贫血、溶血性贫血、铅中毒等。

3. 染色质小体

成熟红细胞中含有紫红色圆形小体，大小不等，数量不一，可能是残留的核染色质微粒。见于增生性贫血、脾切除后、巨幼细胞性贫血、恶性贫血等。

4. 有核红细胞

正常成人血片中不会出现，新生儿出生一周内可能有少量有核红细胞出现。溶血性贫血、急、慢性白血病、红白血病、髓外造血及严重缺氧等在外周血片中常见到有核红细胞。

第四节 白细胞计数

一、白细胞计数

(一)原理

血液经白细胞稀释液稀释，成熟红细胞全部被溶解，充入计数池后，在显微镜下计数一定体积内白细胞数，换算出每升血液中白细胞数量。

（二）试剂

白细胞稀释液：

冰乙酸　2mL

蒸馏水　98mL

10g/L 亚甲蓝溶液　3 滴

混匀过滤后备用。

（三）操作

1. 取小试管 1 支，加白细胞稀释液 0.38mL。

2. 用微量吸管准确吸取末梢血 20μl，擦去管外余血，将吸管插入小试管中稀释液的底部，轻轻将血放出，并吸取上清液清洗吸管 2 次，混匀。

3. 待红细胞完全破坏，液体变为棕褐色后，再次混匀后充池，静置 2~3 分钟，待白细胞下沉。

4. 用低倍镜计数四角 4 个大方格内的白细胞数，对压线细胞按“数上不数下、数左不数右”的原则进行计数。

（四）计算

白细胞数/L = $N/4\times10\times20\times10^6 = N/20\times10^9$

式中：

N　4 个大方格内白细胞总数。

÷4　为每个大方格（即 0.1μl）内白细胞平均数。

×10　1 个大方格容积为 0.1μl，换算成 1.0μl。

×20　血液稀释倍数。

$\times10^6$　由 1μl 换算成 1L。

（五）参考区间

成人　男（3.97~9.15）$\times10^9$/L

　　　女（3.69~9.16）$\times10^9$/L

新生儿　20×10^9/L

婴儿　（11~12）$\times10^9$/L

儿童　（8~10）$\times10^9$/L

（六）附注

1. 采血时不能挤压过甚，因此针刺深度必须适当。

2. 小试管、计数板均须清洁，以免杂质、微粒等被误认为细胞。

3. 白细胞总数在参考范围内，大方格间的细胞数不得相差 8 个以上，两次重复计数误差不得超过10%。

4. 白细胞数量过高时，可加大稀释倍数；白细胞数量过低时，可计数8个大方格的白细胞数或加大取血量。

5. 一些贫血患者血液中有核红细胞增多，会当作白细胞计数，应予校正除去。

校正公式：

白细胞校正数/L = X×100/（100+Y）

式中：

X：未校正前白细胞数。

Y：在白细胞分类计数时，计数100个白细胞的同时计数到的有核红细胞数。

（七）临床意义

1. 增加

（1）生理性增加：新生儿、妊娠晚期、分娩期、月经期、饭后、剧烈运动后、冷水浴后及极度恐惧与疼痛等。

（2）病理性增加：大部分化脓性细菌所引起的炎症、尿毒症、严重烧伤、传染性单核细胞增多症、急性出血、组织损伤、手术创伤后、白血病等。

2. 病理性减少

病毒感染、伤寒、副伤寒、黑热病、疟疾、再生障碍性贫血、极度严重感染、X线照射、肿瘤化疗后和非白血性白血病等。

二、白细胞分类计数

（一）原理

把血液制成细胞分布均匀的薄膜涂片，用瑞氏或瑞氏-姬姆萨复合染料染色，根据各类白细胞形态特征予以分类计数，得出各类白细胞相对比值（百分数），同时应观察白细胞的形态变化。

（二）试剂

见血涂片染色相关内容。

（三）操作

1. 见本章第一节血涂片染色，操作步骤（1）~（5）。

2. 先在低倍镜下浏览全片，了解染色好坏和细胞分布情况，观察有无异常细胞。

3. 选择涂片体尾交界处染色良好的区域，在油镜下计数100个白细胞，按其形态特征进行分类计数。求出各类细胞所占百分数和绝对值。

（四）参考区间

见表 1-1 及表 1-2。

表 1-1　成人白细胞分类计数参考范围

细胞类别	百分数（%）	绝对数（$\times 10^9$/L）
杆状核	1~36	0.04~0.6
分叶核	50~70	2~7
嗜酸性粒细胞	0.5~5	0.02~0.5
嗜碱性粒细胞	0~1	0~1
淋巴细胞	20~40	0.8~4
单核细胞	3~10	0.12~1

表 1-2　儿童白细胞分类计数参考范围

细胞类别	百分数（%）
中性粒细胞	50~70（新生儿至婴儿 31~40）
嗜酸性粒细胞	5~50
嗜碱性粒细胞	0~7
淋巴细胞	20~40（新生儿至婴儿 40~60）
大单核细胞	1~8（出生后 2~7 天 12）
未成熟细胞	0~8（出生后 2~7 天 12）

（五）附注

1. 分类时应从血膜体尾交界处边缘向中央依次上下呈城垛状迂回移动，计数时不能重复和遗漏。

2. 白细胞数明显减少的血片，应检查多张血片。

3. 分类见有核红细胞，不计入 100 个白细胞内，以分类 100 个白细胞过程中见到多少有核红细胞报告，并注明所属阶段。

4. 除某些病理情况（如慢性淋巴细胞白血病）外，破碎细胞或不能识别细胞的数量不超过白细胞总数的 2%。若破碎细胞仍能被明确鉴别，如破碎的嗜酸性粒细胞，应包括在分类计数中。在结果报告中应对破碎细胞或不能识别细胞作适当描述。

5. 分类中应注意观察成熟红细胞、血小板的形态、染色及分布情况，注意有无寄生虫和其他异常所见。

6. 白细胞形态变化较大，遇有疑问应请示上级主管或主任进行核实，以减少错误。

（六）临床意义

1. 病理性增多

（1）中性粒细胞：急性化脓感染、粒细胞白血病、急性出血、溶血、尿毒症、急性汞中毒、急性铅中毒等。

（2）嗜酸性粒细胞：过敏性疾病如支气管哮喘、寄生虫病，某些传染病如猩红热，某些皮肤病如湿疹，某些血液病如嗜酸性粒细胞性白血病及慢性粒细胞白血病等。

（3）嗜碱性粒细胞：慢性粒细胞白血病、转移癌及骨髓纤维化等。

（4）淋巴细胞：百日咳、传染性单核细胞增多症、慢性淋巴细胞白血病、麻疹、腮腺炎、结核、传染性肝炎等。

（5）单核细胞：结核、伤寒、亚急性感染性心内膜炎、疟疾、黑热病、单核细胞白血病、急性传染病的恢复期等。

2. 病理性减少

（1）中性粒细胞：伤寒、副伤寒、疟疾、流感、化学药物中毒、X 线和镭照射、抗癌药物化疗、极度严重感染、再生障碍性贫血、粒细胞缺乏等。

（2）嗜酸性粒细胞：伤寒、副伤寒以及应用肾上腺皮质激素后。

（3）淋巴细胞：多见于传染病急性期、放射病、细胞免疫缺陷等。

第二章

尿液检验

第一节 尿沉渣的检查方法

一、尿沉渣定量计数

（一）1 小时尿沉渣计数

健康人尿液中，含有极少量有形成分如红细胞、白细胞及透明管型。泌尿系统疾病患者尿液中有形成分的数量有不同程度的增加，增加的程度与病理性损害密切相关。1 小时尿沉渣计数也称 1 小时有形成分排泄率，是指计数一定时间内尿液中细胞和管型排出的数量。

1. 测定方法及评价

准确留取上午 3 小时全部尿液（如上午 6：30 嘱患者排空膀胱内尿液弃去，然后收集至上午 9：30 的全部尿液），取混匀尿液 10mL，以 1 500r/min 离心 10 分钟，弃上清液留管底沉淀物 1mL 备用。取混匀沉淀物 1 滴充入细胞计数池内，分别计数细胞、管型，再换算成 1 小时的排出数。

该法标本收集时间短，不加防腐剂，且不受饮食限制（但不能大量饮水），对有形成分影响小，造成技术误差的因素较少。该法优于 Addis 计数，适用于门诊及住院患者的连续检查。

2. 质量控制

要防止盐类结晶的影响，如酸性尿液中因尿酸盐结晶析出而混浊，可适当加温（37℃）使其溶解；尿液呈碱性可加适量醋酸溶解磷酸盐，保存细胞和管型。

3. 参考值

成年男性：红细胞<3 万个/小时；白细胞<7 万个/小时。

成年女性：红细胞<4 万个/小时；白细胞<14 万个/小时。

管型<3 400 个/小时。

4. 临床意义

肾盂肾炎患者白细胞排出增多，可多达 40 万个/小时。急性肾炎患者红细胞排出增多，可见管型。

（二）Addis 计数

本法由 Addis 于 1948 年建立，用于测定 12 小时尿液中管型、红细胞和白细胞的排出量，以了解泌尿系统疾病的发展和转归的情况。

1. 测定方法及评价

准确收集 12 小时尿量（晚上 8：00 排尿弃去，收集至次晨 8：00 的全部尿液），显微镜计数沉淀物中的有形成分，计数方法同 1 小时尿沉渣计数。

该法操作繁琐，受饮食限制，收集尿液时间长，随着尿液排出体外的时间延长，细胞和管型会逐渐破坏、溶解，因此重复性较差，现用 1 小时细胞排泄率替代。

2. 质量控制

同 1 小时尿沉渣计数。

3. 参考值

红细胞<50 万个/12 小时夜尿。

白细胞<100 万个/12 小时夜尿。

管型<5000 个/12 小时夜尿。

4. 临床意义

同 1 小时尿沉渣计数。

（三）定量尿沉渣分析板法

尿沉渣专用定量分析板为特制的一次性使用的硬质塑料计数板，每块板上有 10 个计数池，每个计数池刻有 10 个大方格，每个大方格分为 9 个小方格，计数池的高度为 0. 1mm。每个方格的面积为 $1mm^2$，故每个大方格容积为 0. 1μL，10 个大方格的总容积为 1μL。每个标本用 1 个计数池（图 2-1）。

1. 测定方法及评价

将离心沉淀的混匀尿沉渣充入专用分析板中，置显微镜下鉴定、计数，计算出每微升尿内的细胞及管型数。尿沉渣定量分析板的应用改变了过去尿沉渣不能定量测定的历史，是目前大部分学者推荐的尿沉渣定量检查方法。

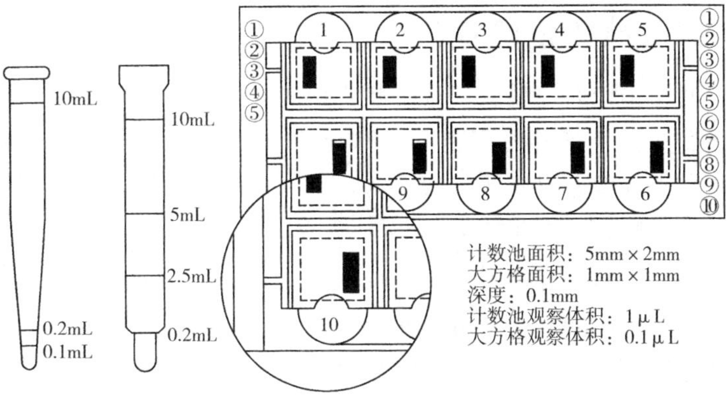

图 2-1　尿沉渣定量分析板

2. 参考值

见表 2-1。

表 2-1　尿沉渣参考值

检查法	RBC	WBC	管型	上皮细胞	结晶
未离心尿	0～1/HPF	0～5/HPF	0～偶见/LPF	少	少
（平均高倍镜视野）	（0.4～1.0 个）	（0.6～2.1 个）			
定量尿沉渣分析板	男 0～12/μL	男 0～12/μL	0～1/μL		
	女 0～24/μL	女 0～26/μL			

（四）倒置显微镜检查法

尿液标本经离心后取沉渣检测，虽然阳性检出率较高，但操作费时。倒置显微镜检查法是将未经离心的混匀尿液定量放入酶标板小孔中，静置一定时间后，有形成分自然下沉至孔底，在倒置显微镜下用高倍镜计数 10 个视野或规定区域中的细胞和管型数。

1. 测定方法及评价

该法操作简单，且能定量，按每微升尿液中的细胞和管型报告。尿液未离心不但节省时间，还可减少因离心造成有形物的损伤，沉渣浓集又不会变形，阳性检出率和精确度与定量尿沉渣分析板法相关性较好，但有形物的沉淀易受尿比重的影响，适合基层单位使用。

2. 质量控制

倒置显微镜与酶标板必须配套。酶标板的光洁度、深度、底面积等均有严格规定。操作过程中应严格执行操作规程。

二、尿沉渣染色检查法

为了防止在镜检时遗漏和误认某些病理成分，可用染色法进行镜检，确定某些特殊异常成分（如肿瘤细胞）、判断异形细胞及制备永久性标本等。尿沉渣中的各种有形成分，由于所含化学成分不同，经染色后，形态、结构清晰易于识别，特别是管型、肿瘤细胞更易识别。

（一）测定方法和评价

1. Sternheimer-Malbin（S-M 染色法）

尿沉渣中管型，经结晶紫和沙黄对比染色后，形态清晰易于识别，不同管型类型沉渣中的白细胞经染色后可以区分为浓染细胞、淡染细胞和闪光细胞。此法是尿液常规沉渣染色检查的常用方法。但染液有时会破坏细胞。

2. 改良 Sternheimer 法

细胞核及管型基质可被阿尔新蓝染成蓝色，胞质及 RNA 可被派洛宁染成红色，红与蓝有明显反差，易于镜下观察。但红细胞染色欠佳，有的不着色。

3. 固定染色法

将沉渣制成薄膜后，先固定再染色检查效果较佳。常用的瑞氏、吉氏及瑞氏-姬姆萨复合染色对细胞染色效果极佳，肿瘤细胞用 HE、巴氏染色。本法缺点是易引起管型的变形和破碎。

4. 尿沉渣的特殊染色法

此法是根据尿中所含成分的不同选择染色剂，脂肪球染色用苏丹Ⅲ，植物性淀粉及动物性糖原染色用碘，各种细胞鉴别用过氧化酶染色等。此法可提高尿沉渣检查的阳性检出率，对泌尿系统疾病的诊断有重要意义。

（二）质量控制

1. 尿液必须新鲜。

2. 要注意不同染色液的 pH 值变化；各种尿液的 pH 值不同，实验时要进行调节。

3. 固定染色及特殊染色的质量控制，与血液和骨髓染色相同。

三、尿沉渣检查标准化的建议

尿沉渣检查是尿液分析的重要组成部分，对临床诊断、治疗监测及群体普查具有重要意义。针对目前国内临床检验的现状，参考相关文献，中华医学检验分会第五届血液与体液专家会议通过了尿沉渣标准化建议。

（一）材料和器械

1. 收集标本的容器

（1）收集和运送尿液的容器应由不与尿液成分发生反应的惰性材料制成；洁净、防漏、防渗，一次性使用；容积应大于 50mL，圆形开口的直径大于 4cm，具有较宽的底部，尽可能使用安全、易于开启的密封装置，以保证标本运送安全。

（2）用于离心尿液的离心管，应具备以下条件：清洁、透明、带刻度，刻度应至少标明 10mL、1mL、0.2mL，容积应大于 12mL，试管底部呈锥形或缩窄形。试管口应尽可能具有密封装置，最好使用不易破碎的一次性塑料或玻璃离心管。

（3）用于尿沉渣分析的容器、离心管、玻片必须能进行标记，便于识别标本，且应保持洁净。

2. 尿沉渣计数板

尿沉渣的量和压（涂）片厚度是标准化的重要环节。在普通玻片上随意滴加沉渣液或加盖玻片（甚至不加盖玻片），均不能提供标准化的结果。建议使用标准化的尿沉渣（专用）计数板。

3. 离心机

采用水平式离心机，离心时应盖上盖，以保证安全。离心时，机内温度应尽可能保持低于 25℃，离心机相对离心力应在 400×g 左右。

离心机转速与相对离心力的换算公式为：

$g=11.18\times(rpm/1\,000)^2\times R$ 或 $rpm=1\,000\times(500/11.18\times R)^{1/2}$，式中，rpm：每分钟转数；R：半径，指从离心机轴中央到离心管底部的距离；g：相对离心力。

例如：水平式离心机半径为 20cm 时，采用 1 338r/min（或 1 350r/min）。

水平式离心机半径为 16cm 时，采用 1 495r/min（或 1 500r/min）。

水平式离心机半径为 10cm 时，采用 1 892r/min（或 1 900r/min）。

4. 显微镜

尿沉渣检查尽可能使用具有内置光源的显微镜，光线强度可调，应具备 40 倍、10 倍的物镜和 10 倍的目镜。同一实验室如有多台显微镜，各显微镜的物镜及目镜的放大倍数应一致。

5. 自动化设备

有条件的实验室可使用各类自动、半自动的尿沉渣分析仪进行尿沉渣分析，或用作过筛，但此类仪器必须经权威机构认证。

6. 计算机数据处理系统

在有条件的单位，可使用带计算机成像系统的显微镜、标准化的沉渣检测系统和相关辅助软件来自动处理结果，但检查方法和尿沉渣结果报告方式必须标准化。

（二）标本的收集和运送

1. 标本的收集

实验室工作人员、医生、护士必须对患者留尿进行指导，务必使尿道口保持清洁。随机尿液标本的留取无特殊时间规定，但患者必须有足够的尿量（30~50mL）。晨尿指患者起床后第一次尿。收集“时段尿”时，应告知患者时间段的起点和终点，起始时先排空膀胱。三杯实验留尿时间要分段明确，做好标记。送检单上应注明留尿时间、送检时间。

2. 标本的运送

按上述要求留取尿液应在2小时内完成检验，如果标本收集后2小时内无法完成分析，可置2~8℃冰箱冷藏，并于6小时内完成检验；如仅做尿沉渣检查，可在尿标本中加适量防腐剂。

3. 标本的标记

标本容器必须有标记，包括：患者姓名、特定编号（或住院患者的病区、床号）、标本收集时间。标签应贴在容器上，不可贴在盖上。

4. 标本的接收

实验室应建立严格的标本接收制度。工作人员在接收标本时，必须检查标本容器是否符合要求；标记内容与医生所填化验单是否一致；从留尿到接收标本的时间是否过长；标本是否被污染。尿标本量不少于30mL，在特殊病例不可能达到此要求时（如小儿、烧伤、肾衰无尿期等），应在检验报告单上注明收到尿量及检查方法（离心或未离心）。

（三）尿沉渣检验的操作步骤

1. 离心

离心管中倒入充分混匀的尿液至10mL刻度处，RCF 400×g，离心5分钟。离心后倾倒或吸去上清液，离心管底部残留尿液的量应在0.2mL处，使之浓缩50倍。

2. 镜检

沉渣液混匀后，取1滴（约15~20μL）充液到专用标准尿沉渣计数板里（按说明书操作），先用低倍镜观察，后用高倍镜观察。计数细胞数或管型，按“××/μL”报告。尿结晶、细菌、真菌、寄生虫等以+、++、+++、++++或1+、2+、3+、4+形式报告。

（1）尿结晶、盐类的报告方法。

尿结晶	盐类
-：0	-：无
1+：1~4 个/高倍视野	1+：少量
2+：5~9 个/高倍视野	2+：中等量
3+：10 个以上/高倍视野	3+：多量

（2）原虫、寄生虫及寄生虫卵的报告方法。

-：0

1+：1~4 个/高倍视野

2+：5~9 个/高倍视野

3+：10 个以上/高倍视野

（3）细菌、真菌的报告方法。

-：0

±：数个视野散在可见

1+：各个视野均可见

2+：数量多或呈团块状集聚

3+：无数多

3. 尿沉渣的检查内容

（1）细胞：红细胞、白细胞、吞噬细胞、上皮细胞（包括肾小管上皮细胞、移行上皮细胞、鳞状上皮细胞）、异型细胞等。

（2）管型：透明、细胞、颗粒、蜡样、脂肪、混合及宽幅管型等。

（3）结晶：磷酸盐、草酸钙、尿酸结晶和药物结晶等。

（4）细菌、寄生虫（或虫卵）、真菌、精子、黏液等。

（5）临床医生特殊要求的其他成分。

4. 其他

有条件的实验室应开展各种尿液有形成分的染色检查，配置多种类型显微镜（如相差显微镜，偏振光显微镜等），以便有形成分的进一步鉴别。

尿液沉渣检查仪为尿液分析的一部分，应结合尿液理学、化学检查及临床资料综合分析，再发出报告。尿沉渣检查应建立质量保证体系，同时应进行尿沉渣检查的专业培训，技术未达到要求者，不得上岗。

四、尿沉渣分析仪的使用

尿沉渣分析仪是用显微镜或专用设备检查尿液有形成分的仪器。尿沉渣分析仪可做到尿沉渣分析的标准化、自动化。目前报道的尿沉渣分析仪，主要有流式细胞术法分析仪和图像识别法分析仪，以及近来出现的一种简便的尿沉渣分析工作站。

（一）测定方法和评价

1. 流式细胞术法尿沉渣分析仪

该仪器运用流式细胞术及特殊荧光染色的原理对尿沉渣进行分析。尿液标本经染色后，进入鞘液流动池时，尿液中的每个有形成分单个纵列通过流动池中心轴线，每个粒子均被氩激光光束照射，并各自发出不同的荧光强度（信号）。尿沉渣细胞信号可表达为 3 类，即前向散射光、荧光和电阻抗。前向散射光信号又可分为前向散射光强度（Fsc），反映细胞大小；前向散射光脉冲宽度（Fscw），反映细胞长度。荧光信号也分为荧光强度（Fl），反映细胞染色质的强度，以及荧光脉冲宽度（Flw），反映细胞染色质的长度。电阻抗信号反映细胞体积。仪器将这些信号转变为电信号，综合分析后得出细胞大小、长度、染色的强度和染色部分长度及细胞的体积资料，并给出每类细胞的散射图和直方图，计算出每微升尿中各种细胞的数量。该仪器自动化程度较高、精密度好，以散射图或直方图的方法报告结果，可对尿沉渣中的红细胞、白细胞、管型、细菌进行计数，做出定量报告，但对病理性管型、异常细胞、结晶等不能做分类检出。该仪器不能完全取代显微镜下形态学检查，仍属过筛实验。近年来，大型医院引进该仪器日益增多。

2. 图像识别尿沉渣分析仪

该仪器采用流式细胞术、高速频闪光源和电视摄像的光学系统，利用计算机对图像进行分析。原理是利用液压将混匀的尿液注入仪器的标本口，仪器自动加染色液，尿液经染色后导入鞘流液内，在平板式流动池中做层流动，使管道中间的定量液体通过显微镜下的专用尿分析定量板。当尿液中的有形成分通过显微镜视野时，以每秒 60 次的高频闪光作光源，经摄像得到连续的静止图像。仪器可显示尿液中常见的 12 种颗粒，计算机将图像中的形态与已存在的管型、上皮细胞、红细胞和白细胞的形态资料进行对比、识别和分类，计算出各自的浓度。由于尿中有形成分形态复杂，不能识别的有形成分占比例较大，仍需人工逐一识别分类，该仪器造价昂贵，因此未正式投入临床应用。

3. 尿沉渣定量分析工作站

尿标本经离心、沉淀、浓缩、染色后，由微电脑控制，利用动力管道产生吸引力的原理，蠕动泵自动把已染色的尿沉渣吸入，并悬浮在一个透明、清晰、带有标准刻度的光学流动计数池内。通过显微镜摄像装置，操作者可在显示器屏幕上获得清晰的彩色尿沉渣图像，在规定范围内识别、计数，通过电脑计算出每微升尿沉渣中有形成分的数量。尿沉渣定量分析工作站是在密闭的管道内进行分析，因此标本不污染工作环境，安全性好，且使用光学流动计数池，体积准确恒定，视野清晰，人工识别容易。该法仍需人工离心沉淀，但全程自动、快捷高效、安全洁净，有利于尿沉渣定量分析标准化和规范化，目前国内已推广应用。

另一种尿沉渣定量分析系统附有专利样品管，集离心和观察区于一体，还备有计算机控制专用离心机。载有尿标本的专利样品管置于专用离心机中自动离心 47 秒，最后 2 秒自动震荡混匀，取出专利样品管置于显微镜下观察、鉴别和计数，符合国际化标准要求。

（二）质量控制

1. 标本一定要新鲜，留尿后标本应在 2 小时内检查完毕。

2. 由于不同厂家和不同类型仪器有不同的要求，操作人员必须熟悉仪器性能，严格按说明书操作，做好质控和仪器保养。

尿沉渣分析自动化的研究由来已久，难度较大，近年已取得重大进展。这类仪器对少数特殊细胞，如管型、结晶和细胞分类、肿瘤细胞的鉴别等仍有困难，因此目前它仍是一种筛查仪器，还不能完全取代人工镜检。实验室必须建立和执行复检标准。

第二节　生化检测的临床应用

一、两个试验组对蛋白检测的原理（源自笔者实验室的项目说明书）

1. 尿液干化学蛋白质和微量白蛋白的反应原理

微量白蛋白：本试验根据染料结合的蛋白误差法原理，采用一种高亲合力的酚磺酞染料与白蛋白结合形成复合物产生变色。

蛋白质：本试验根据染料结合的蛋白误差法原理，蛋白质与原料结合形成复合物产生变色，特别是对白蛋白的反应比对球蛋白、血红蛋白、本周氏蛋白和粘蛋白更为灵敏。

参见上文试剂说明书的反应原理，微量白蛋白是检测白蛋白的，而蛋白质也是对白蛋白敏感，再看一下其检测性能参数（表 2–2）：

表 2-2　产品性能指标

项目	检测时间	检出限	仪测范围	目测范围
白细胞（Leu/μL）	60~120 秒	5	阴性~500	
尿胆原（mg/dL）	60 秒	1.0	阴性~8	阴性~12
微量白蛋白（mg/L）	60 秒	20	10~150	
蛋白质（mg/dL）	60 秒	7.5	阴性~300	阴性~2 000

可见微量白蛋白检测的范围是 10~150mg/L，蛋白质检测范围为上机阴性到 300mg/dL（目测阴性-2 000mg/dL）。

目测范围是尿试纸条浸入尿液后显色与显色卡对比的范围，见图 2-2。

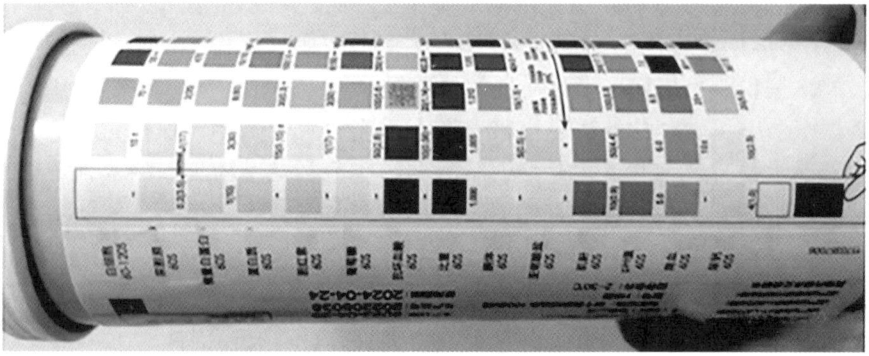

图 2-2　显色卡

笔者所在实验室尿微量白蛋白的几个色块对应的定量结果（表 2-3）：

表 2-3　微量白蛋白的定量结果

检测项目	参考溶液标示值								
	参考液		NO. 1	NO. 2	NO. 3	NO. 4	NO. 5	NO. 6	NO. 7
微量白蛋白	参考液浓度 mg/dl		1	3	8	15	/	/	/
	标称值	量级表示	/	/	/	/	/	/	/
		定量单位表示 mg/l	10	30	80	150	/	/	/

可见微量白蛋白超过 10mg/L 时即可能产生颜色的变化（说明书上检出限为 20mg/L），蛋白质的对应结果如下（表 2-4）：

表 2-4　蛋白质的对应结果

蛋白质	参考液浓度 mg/dl		0	15	30	100	300	2000	/
	标称值	量级表示	-	±	1+	2+	3+	4+	/
		定量单位表示 g/L	0	0.15	0.3	1.0	3.0	2.0	/

可见蛋白质出现±的是 0.15g/L（说明书上的检出限为 7.5mg/dL），

2. 生化组仪器的项目原理和参数

（1）检测原理。

免疫比浊法。

抗白蛋白抗体与样品中的抗原反应产生抗原/抗体复合物，该复合物在凝集后可用比浊法测定。

尿微量白蛋白检测原理是免疫比浊法，相对于其他方法特异性会更强，其检出限与测定范围如下：

（2）检测范围。

尿液。

3～400mg/L（0.05～6.08μmol/L，0.3～40mg/dL）通过再运行功能测定较高浓度的样本。通过再运行功能以 1∶11 稀释样本。以再运行功能稀释的样本的检测结果会自动乘上因子 11。

可见其在大于 3mg/L 时就可以检测出尿微量白蛋白含量，最高检测范围为 400mg/L（不稀释条件下）。

3. 再看看尿总蛋白检测

（1）检测原理。

免疫比浊法。

在含 EDTA 的碱性溶液中对样本进行预孵育，该溶液能改变蛋白质的特性，并消除镁离子的干扰。随后加入苄索氯，从而产生浊度。

可见其反应原理也是免疫比浊法，其检测限及其检测范围为：

（2）检测范围。

40～2 000mg/L（4～200mg/dL；0.04～2g/L）通过再运行功能测定较高浓度的样本。

通过再运行功能以 1∶3 稀释样本。以再运行功能稀释的样本的检测结果会自动乘上 3 的因子。

可见其检测范围最小值为 40mg/L。

说明书中后面的内容就不呈现了，说明书中另一个重要的问题是项目影响因素，这个也是需要掌握的，篇幅限制就留给读者们自己查看本实验室的说明书（任何一个仪器说明书和试剂说明书是必须要仔细研究的）。

二、笔者做的几个试验及相关数据汇总

尿常规数据以尿液干化学（尿蛋白与尿微量白蛋白为基准）和可见尿液沉渣异常（比如图 2-3 为可见白细胞）为基础。

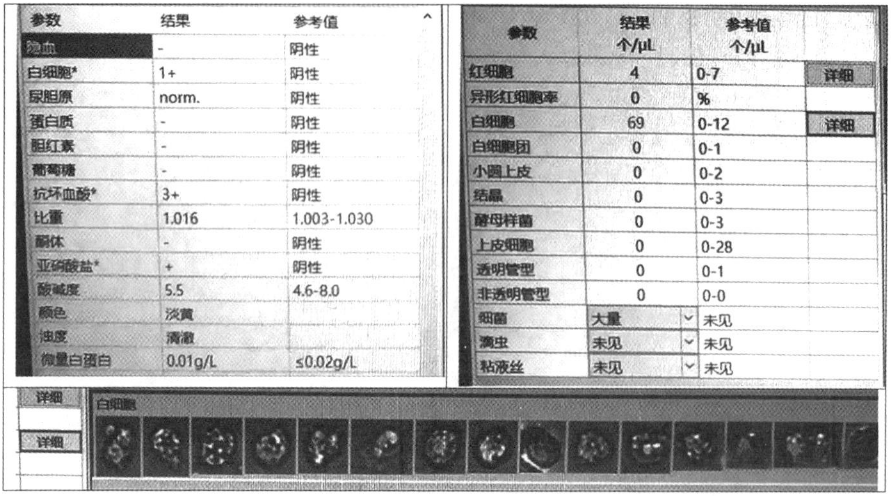

图 2-3 可见白细胞

生化数据为同一尿液标本尿总蛋白或尿微量白蛋白为基础（表 2-5）：

表 2-5 生化数据

序号	项目名称	英文编号	结果	单位	参考范围
1	肌酐	Cr.	12602	^{14}mol/L	-
2	尿微量白蛋白/尿肌酐	UALB/UCr	52.86 ↑	g［Malb］/mol［CR<0.26］	-
3	尿微量白蛋白	MALB	666.2	mg/L	-

以此两者为数据基础汇总如下（数据以图片形式展示占据内容过大，总结数据图表如下）：

一是看一下生化组尿微量白蛋白与临检组的蛋白质、微量白蛋白定性的数据（着重比较生化组的尿微量白蛋白与临检组的尿微量白蛋白的结果，可以理解为定量结果与定性结果的比较），见表 2-6。

表 2-6 生化组尿微量白蛋白与临检组的蛋白质、微量白蛋白比较

标本	生化组结果（mg/L）		临检组结果（干化学）		临检组（镜检可见）
	尿微量白蛋白	尿总蛋白	蛋白质	微量白蛋白（g/L）	
102	23.7		-	0.01	大量结晶、酵母菌，白细胞
103	7.5		±	0.01	可见白细胞
199	17.7		-	0.01	大量白细胞，红细胞，酯酶 2+
200	52.5		-	0.01	大量结晶，葡萄糖 2+

续　表

标本	生化组结果（mg/L）		临检组结果（干化学）		临检组（镜检可见）
	尿微量白蛋白	尿总蛋白	蛋白质	微量白蛋白（g/L）	
240	235.5		1+	0.01	隐血 3+
241	30.9		–	0.01	大量结晶
243	28.9		–	0.01	白细胞
245	666.2		–	0.01	大量白细胞，抗坏血酸 3+
2	31.7		–	0.01	大量上皮
5	11.9		–	0.01	大量结晶
7	18.9		–	0.01	大量酵母菌、白细胞，酯酶 3+
185	397.6		2+	0.15	潜血 3+
186	18.7		–	0.01	大量结晶
188	315.9		2+	0.15	大量酵母菌
193	37.3		–	0.01	可见白细胞

仅看生化组尿微量白蛋白和临检组的蛋白质、微量白蛋白的数据，可以完全相互对应的有两组（185 号和 188 号标本），生化组尿微量白蛋白超过 20 的 10 个标本中只有两个标本尿微量白蛋白是 0.15（最高值），出现奇怪的是 245 号标本生化组尿微量白蛋白为 666.2，但是尿干化学为阴性，结果解释可能为大量的抗坏血酸干扰干化学引起。阴性标本相对应的结果还算理想，其他的弱阳附近或者阳性程度较低的结果差异较大，毕竟是定性的结果与定量结果比较（后面会有相应的可能的解释），此外需要注意的是在尿常规中可提示其他物质，可对干化学结果有影响，当然也会对生化结果产生影响，有时候这个影响不是固定的，所有这也是引起结果比对不理想的一个因素。

二是看生化组尿总蛋白（生化组尿总蛋白是采用的是 24H 尿液，因此留样时间较长，对临检组的结果有一定干扰）与临检组的蛋白质、微量白蛋白的对比数据（着重比较的是生化组尿总蛋白与临检组尿干化学蛋白质，也可以理解为定量结果与定性结果的比较）表 2–7：

表 2–7　生化组总蛋白与临检组的蛋白质、微量白蛋白的对比数据

标本	生化组结果（mg/L）		临检组结果（干化学）		临床组（镜检可见）
	尿微量白蛋白	尿总蛋白	蛋白质	微量白蛋白（g/L）	
202		668.1	2+	0.15	抗坏血酸 3+
244		3117.6	3+	0.15	葡萄糖 3+

续 表

标本	生化组结果（mg/L）		临检组结果（干化学）		临床组（镜检可见）
	尿微量白蛋白	尿总蛋白	蛋白质	微量白蛋白（g/L）	
250		102.9	-	0.01	
1		226.4	1+	0.01	白细胞、结晶，潜血 2+
3		225.1	1+	0.01	潜血 3+，大量红细胞
12		21.4	-	0.01	
14		82.2	-	0.01	潜血 1+
16		24.6	-	0.01	葡萄糖 3+
189		1991.2	3+	0.15	糖 3+
191		173.8	-	0.01	潜血 2+、糖 3+，亚硝酸盐+

可见在阳性结果符合率还算可以，在生化组总蛋白 200 以上的临检组尿常规干化学蛋白质基本上都能表现出阳性的结果。阴性结果符合率较高，基本偏低的结果干化学也会出现阴性结果，处于中间的尴尬数据与方法学（免疫比浊法的定量试验相对更特异）有很大的关系，另外一个问题是干化学采用的是色块反应后颜色的变化，仪器扫描光反射值的灵敏度也会影响到干化学结果的判断（仪器装机时会对其进行调整，随着仪器的使用机器部件的老话也会引起变化等等），这个也是其中一个不可控的原因。

三、临床问题的一些可能的解释

第一个问题：尿常规蛋白质结果是阴性（尿微量白蛋白为阴性），为什么生化组尿蛋白（微量白蛋白）会升高？

其一，是尿液本身的问题，比如样本变质（如样本不新鲜-过度的晨尿，使得其 PH 值偏低，可导致临检组尿常规干化学假阴性）、留样方式的影响（留取随机尿，体位性蛋白尿和功能性蛋白尿时会引起相应异常）。

其二，是非白蛋白引起的异常（尿常规蛋白质的实验仅仅对白蛋白敏感，对于其他蛋白的敏感度相对较低，在其他单克隆疾病时大部分都是球蛋白，或者其他原因引起的黏蛋白或是类黏蛋白也会引起这个现象），再次想到的是干扰物质（比如药物的干扰，大量的青霉素会引起干化学假阴性、大量维生素 C 会干扰干化学纸条的反应）。

其三，还需要注意的是方法学的问题（这个问题是固有的无法改变的问题），这个也是为什么某些疾病（糖尿病疑似肾病时）需要同时检查尿常规和尿微量白蛋白的原因。此外需要注意的另外一个问题是尿液与血液不同，其干扰物质要远多于血液（相对组成简单并可控），因此其对临检组和生化组都有一定的干扰，这也是需要同时检查尿常规和生化组尿微量白蛋白定量的一个原因，综合判断要远好于单独应用（而且两个项目都相对便宜）。

第二个问题：尿常规干化学蛋白质（微量白蛋白）阳性，生化组尿总蛋白（尿微量白蛋白）为什么会正常？

第一个问题说的是假阴性，这个问题其实就是假阳性，与上个问题类似，首先是样本问题（当尿液不新鲜变质时，尿液 pH>9，可致尿常规蛋白假阳性），其次是留取问题（生化组做的尿总蛋白多用 24H 尿液，由于留样不全或误差也会造成假阴性），最后就是尿液成分对结果的影响（比如尿液中含有大量分泌物或细胞时，可引起尿常规干化学的假阳性）。

第三个问题：临检组尿常规蛋白质结果阳性或生化组尿总蛋白定量增高，为什么生化组尿液尿微量蛋白结果确实会正常？

这一问题本数据中没有比较，原因是尿总蛋白试验是用的 24H 尿液，而尿微量白蛋白是用的随机尿或者晨尿，对于这样问题的原因基本上都是方法学的问题，生化组的尿微量白蛋白一般采用的是免疫比浊法，虽然特异，但是存在固有的免疫法的缺点，当尿常规干化学出现强阳性结果或尿总蛋白出现显著升高的时候，尿微量白蛋白检测会因为蛋白过多出现后带现象而呈现假阴性结果，对于这样的发生处理一般就是稀释重做（也可以对于尿液蛋白含量太高的患者建议不要去做生化组尿微量白蛋白定量试验，这个时候微量白蛋白已经没有什么意义了）。

对于尿常规干化学试纸法的敏感性也是不可忽略的因素（前文有提及），对于患者的原因，当尿液的白蛋白浓度处于临界值附近，造成试纸法检验阴性，部分尿崩症患者由于肾小管对水分的重吸收功能较差，使尿蛋白浓度低于检测下限，造成尿蛋白阴性，试纸法尿液 pH<3，都可致尿常规干化学蛋白质出现假阴性。

第四个问题：干化学处理色块的光反射灵敏度的问题，出厂设置和使用久了后其灵敏度会发生变化，这个也是定期校正的原因之一（稳定性对于实验室结果都准确和医师判断病情的变化是十分重要的）。

第三章

血脂检验

第一节　血清总胆固醇检验

TC 测定方法据其准确度与精密度不同分为 3 级：①决定性方法，放射性核素稀释-气相色谱-质谱法（ID-GC-MS），此方法最准确，测定结果符合“真值”，但需特殊仪器与试剂，技术要求高、费用贵。用于发展和评价参考方法及鉴定纯胆固醇标准。②参考方法，目前国际上公认的是 Abell、Levy、Brodie 及 Kendall 等（1952）设计的方法，即 AL-BK 法，是目前化学分析法中最准确的方法。③常规方法，化学方法大都用有机溶剂提取血清中的胆固醇，然后用特殊试剂显色，比色测定。显色剂主要有两类，即醋酸-醋酸酐-硫酸反应（简称 L-B 反应）和高铁硫酸反应，这些反应须用腐蚀性的强酸试剂，特异性差，干扰因素多，准确性差，应予淘汰。现在已广泛应用酶法，这类方法特异性高、精密、灵敏，用单一试剂直接测定，既便于手工操作，也适用于自动分析仪测大批标本，既可作终点法，也可作速率法。

一、酶法测定胆固醇

1. 原理

血清中的胆固醇酯（CE）被胆固醇酯水解酶（CEH）水解成游离胆固醇（Chol），后者被胆固醇氧化酶（CHOD）氧化成Δ^4-胆甾烯酮并产生过氧化氢，过氧化氢再经过氧化物酶（POD）催化 4-氨基安替比林与酚（三者合称 PAP），生成红色醌亚胺色素（Trinder 反应）。醌亚胺的最大吸收光波长值在 500nm 左右，吸光度与标本中 TC 含量成正比。反应式如下：

胆固醇酯+$H_2O \xrightarrow{CEH}$胆固醇+脂肪

胆固醇+$O_2 \xrightarrow{CHOD} \Delta^4$-胆甾烯酮+$H_2O_2$

$$2H_2O_2 + 4\text{-氨基安替比林} + \text{酚} \xrightarrow{POD} \text{醌亚胺} + 4H_2O$$

2. 参考区间

人群血脂水平主要决定于生活因素，特别是饮食营养，所以各地区调查所得参考区间高低不一，以致各地区有各自的高 TC 划分标准。现在国际上以显著增加冠心病危险的 TC 水平作为划分界限，在方法学标准化的基础上，采用共同的划分标准，有助于避免混乱。

（1）我国《血脂异常防治建议》提出的标准为：TC 水平理想范围<5.2mmol/L（<200mg/dL）。边缘升高 5.23~5.69mmol/L（201~219mg/dL），升高≥5.72mmol/L（≥220mg/dL）。

（2）美国胆固醇教育计划（NCEP），成年人治疗组（Adult Treatment Panel）1994 年提出的医学决定水平：TC 水平理想范围<5.1mmol/L（<200mg/dL），边缘升高 5.2~6.2mmol/L（200~239mg/dL），升高≥6.21mmol/L（≥240mg/dL）。

3. 临床意义

（1）影响 TC 水平的因素：①年龄与性别，TC 水平往往随年龄上升。②长期的高胆固醇、高饱和脂肪和高热量饮食可使 TC 水平增高。③遗传因素。④其他，如缺少运动、脑力劳动、精神紧张等可能使 TC 水平升高。

（2）高 TC 血症是冠心病的主要危险因素之一，病理状态下高 TC 有原发性的与继发性的 2 类。

原发性的如家族性高胆固醇血症（低密度脂蛋白受体缺陷）、家族性 apoB 缺陷症、多源性高 TC、混合性高脂蛋白血症。继发的见于肾病综合征、甲状腺功能减退症、糖尿病、妊娠等。

（3）低 TC 血症也有原发性的与继发性的，前者如家族性的无或低 β-脂蛋白血症；后者如甲状腺功能亢进症、营养不良、慢性消耗性疾病等。

二、正己烷抽提 L-B 反应显色法测定胆固醇

此法原为 Abell 等设计，由美国疾病控制中心（CDC）的脂类标准化实验室协同有关学术组织做了评价和实验条件的最适化，称为 AL-BK 法，已被公认为参考方法。

1. 原理

本法用氢氧化钾乙醇溶液使血清蛋白变性，并水解血清中的胆固醇酯，加水后用正己烷分溶抽提，可以从碱性乙醇液中定量地提取胆固醇（达 99.7%），分溶抽提达到抽提与纯化的双重目的。提取的胆固醇溶液中除少量其他甾醇（人血清中约占总胆固醇的 1%）以外，基本不含干扰物，故测定结果与放射性

核素-稀释-气相色谱-质谱法（决定性方法）接近。

抽提液挥发干后，以 Lieberman-Bur-Chard（L-B）试剂与胆固醇显色，试剂中醋酸与醋酸酐作为胆固醇的溶剂与脱水剂，浓硫酸既是脱水剂又是氧化剂，所生成的绿色产物主要是五烯胆甾醇正离子，最大吸收光波长值为 620nm，但随后可变成黄色产物，故应该严格控制显色条件。

本法是目前化学分析法中最准确的方法，已被公认为参考方法。

2. 临床意义

同酶法。

第二节　血清三酰甘油检验

血清三酰甘油（TG）测定的决定性方法为放射性核素-稀释-质谱法，参考方法为二氯甲烷抽提、变色酸显色法。常规方法为酶法（GPO-PAP 法），作为临床测定，国内外均推荐 GPO-PAP 法。

一、酶法测定三酰甘油

1. 原理

用高效的微生物脂蛋白脂肪酶（LPL）使血清中 TG 水解成甘油与脂肪酸，将生成的甘油用甘油激酶（GK）及三磷腺苷（ATP）磷酸化，以磷酸甘油氧化酶（GPO）氧化 3-磷酸甘油(G-3-P)，然后以过氧化物酶（POD）、4-氨基比林（4-AAP）与 4-氯酚（三者合称 PAP）显色，测定所生成的 H_2O_2，故本法简称 GPO-PAP 法，反应如下：

$$TG+3H_2O \xrightarrow{LPL} \text{甘油}+3\text{-脂肪酸}$$

$$\text{甘油}+ATP \xrightarrow{GK,\ Mg^{2+}} 3\text{-磷酸甘油}+ADP$$

$$3\text{-磷酸甘油}+O_2+2H_2O \xrightarrow{GPO} \text{磷酸二羟丙酮}+2H_2O_2$$

$$H_2O_2+4\text{-氨基安替比林}+4\text{-氯酚} \xrightarrow{POD} \text{苯醌亚胺}+2H_2O+HCl$$

分光光度波长 500nm，测定吸光度（A），对照标准可计算出 TG 含量。

2. 参考区间

正常人 TG 水平高低受生活环境的影响，中国人低于欧美人，成年以后随年龄上升。TG 水平的个体内与个体间差异都比 TC 大，人群调查的数据比较分散，呈明显正偏态分布。营养良好的中、青年 TG 水平的平均值去除游离甘油（free glycerol，FG）为 0. 90～1. 00mmol/L（80～90mg/dL），中老年与老年平均超过 1.13mmol/L（100mg/dL），95%的中青年约 1.69mmol/L（150mg/dL），老年约为 2.26mmol/L（200mg/dL）。

美国国家胆固醇教育计划对空腹 TG 水平划分界限的修订意见（1993）：TG 正常<2.3mmol/L（<200mg/dL），TG 增高的边缘为 2.3～4.5mmol/L（200～400mg/dL），高 TG 血症>4.5mmol/L（>400mg/dL），胰腺炎高危>11.3mmol/L（>100mg/dL）。

3. 临床意义

高 TG 血症也有原发性的与继发性的两类，其中包括家族性高 TG 血症与家族性混合型高脂（蛋白）血症等。继发性见于糖尿病、糖原累积病、甲状腺功能减退症、肾病综合征、妊娠、口服避孕药、酗酒等，但不易分辨原发或继发。高血压、脑血管病、冠心病、糖尿病、肥胖与高脂蛋白血症等往往有家族性集聚现象，其间可能有因果关系，但也可能仅仅是伴发现象；例如糖尿病患者胰岛素与糖代谢异常可继发 TG（或同时有 TC）升高，但也可能同时有糖尿病与高 TG 2 种遗传因素。冠心病患者 TG 偏高的比一般人群多见，但这种患者 LDL-C 偏高与 HDL-C 偏低也多见。一般认为单独有高 TG 不是冠心病的独立危险因素，只有伴以高 TC、高 LDL-C、低 HDL-C 等情况时才有病理意义。

通常将高脂蛋白血症分为Ⅰ、Ⅱa、Ⅱb、Ⅲ、Ⅳ、Ⅴ型，除Ⅱa 型以外都有高 TG。

（1）Ⅰ型是极为罕见的高 CM 血症，原因有二，一为家族性 LPL 缺乏症，二为遗传性的 apoCⅡ缺乏症。

（2）最常见的是Ⅳ型，其次是Ⅱb 型，后者同时有 TC 与 TG 增高，即混合型高脂蛋白血症；Ⅳ型只有 TG 增高，反映 VLDL 增高，但是 VLDL 很高时也会有 TC 轻度升高，所以Ⅳ型与Ⅱb 型有时难于区分，主要根据 LDL-C 水平做出判断。家族性高 TG 血症属于Ⅳ型。

（3）Ⅲ型又称为异常 β-脂蛋白血症，TC 与 TG 都高，其比例近于 1∶1（以 mg/dL 计），但无乳糜微粒血症。诊断还有赖于脂蛋白电泳显示宽 β 带；血清在密度 1.006g/mL 下超速离心后，其顶部（VLDL）做电泳分析证明有漂浮的 β-脂蛋白或电泳迁移在 β 位的 VLDL 存在，化学分析示 VLDL-C/血清（或浆）TG>0.3 或 VLDL-C/VLDL-TG>0.35；apoE 分型多为 E_2/E_2 纯合子。

（4）Ⅴ型为乳糜微粒和 VLDL 都增多，TG 有高达 10g/L 以上的，这种情况可以发生在原有的家族性高 TG 血症的基础上，继发因素有糖尿病、妊娠、肾病综合征、巨球蛋白血症等，易引发胰腺炎。

二、变色酸显色法测定三酰甘油

原理：变色酸显色法为 CDC 参考方法。其原理是用二氯甲烷抽提血清 TG，同时加入硅酸去除磷脂、游离甘油、一酰甘油、部分二酰甘油及蛋白。TG 经氢氧化钾皂化生成甘油，酯化后以过碘酸氧化甘油产生甲醛，用亚砷酸还原过剩的过碘酸后，甲醛与变色酸在硫酸溶液中加热产生反应，产生紫红色物质，然后比色测定。

本法根据 Van Handel 等（1957）及 Carlson 法（1963）改进而来。

第三节　血清高密度脂蛋白胆固醇检验

高密度脂蛋白（HDL）是血清中颗粒数最多且不均一的一组脂蛋白，按其密度高低主要分为 HDL_2 与 HDL_3，临床一般只测定总 HDL，也可以分别测定其亚类。因为 HDL 组成中含蛋白质与脂质各半，脂质中主要是胆固醇与磷脂，磷脂测定比较麻烦，通常以测定胆固醇含量（HDL-C）代表 HDL 水平。HDL-C 测定参考方法为用超速离心分离 HDL，然后用化学法（ALBK 法）或酶法测定其胆固醇含量。20 世纪 70 年代出现不少多聚阴离子沉淀法，称直接测定法，有肝素-Mn 法、磷钨酸（PTA）-镁离子法、硫酸葡聚糖（DS）-镁离子法和聚乙二醇（PEG）6000 法等。此类方法操作相对简便，被临床实验室用作常规测定。其中硫酸葡聚糖（DS）-镁离子法和聚乙二醇（PEG）6000 法应用最为广泛。但此类方法的缺点是标本需预处理，不能直接上机测定，且高 TG 的标本由于 VLDL 沉淀不完全，会影响测定结果，新近中华医学检验学会血脂专题委员会推荐匀相测定法作为临床实验室测定 HDL-C 的常规方法。匀相法免去了标本预处理步骤，可直接上机测定，在自动分析仪普及的基础上，很快被临床实验室接受。

一、磷钨酸-镁沉淀法

1. 原理

血清 HDL 不含 apoB，临床检验中大都用大分子多聚阴离子化合物与两价阳离子沉淀含 apoB 的脂蛋白［包括 LDL、VLDL、Lp（a）］，本法中用磷钨酸与镁离子作沉淀剂，其上清液中只含 HDL，其胆固醇含量用酶法测定（同酶法测 TC）。

2. 临床意义

（1）流行病学与临床研究证明，HDL-C 与冠心病发病呈负相关，HDL-C 低于 0.9mmol/L 是冠心病危险因素，HDL-C 增高（>1.55mmol/L，即 60mg/dL）被认为是冠心病的“负”危险因素。HDL-C 下降也多见于脑血管病、糖尿病、肝炎、肝硬化等。肥胖者 HDL-C 也多偏低。吸烟可使 HDL-C 下降，饮酒及长期体力活动会使 HDL-C 升高。

（2）在生理与病理情况下，HDL-C 水平的变动往往由于 HDL_2-C 的变化，而 HDL_3-C 的变化较小。多数报道认为冠心病患者 HDL_2-C 下降比 HDL_3-C 明显，但也有不同的报道。肝病患者 HDL-C 下降主要是 HDL_3-C 部分下降。

二、硫酸葡聚糖-Mg 沉淀法

原理：硫酸葡聚糖-Mg 沉淀法为 CDC 指定的比较方法。其原理是，以硫酸葡聚糖 DS50（MW 50 000±5 000）与 Mg^{2+}沉淀血清中含 apoB 的脂蛋白［LDL、VLDL、LP（a）］，测定上清液中的HDL-C。

HDL 主要包括 HDL_2、HDL_3（HDL，很少），适量增加 DS50 和 Mg^{2+}浓度，可使血清中的 HDL_2 含 apoB 的脂蛋白同时沉淀，离心后上清液中只含 HDL_3，故可测出 HDL_3-C。总 HDL-C 与 HDL_3-C 之差即为 HDL_2-C。

三、匀相测定法

1. 原理

基本原理有以下 4 类。

（1）PEG 修饰酶法（PEG 法）：①CM、VLDL、LDL+α-环状葡聚糖硫酸盐+Mg^{2+}→CM、VLDL、LDL 和 α-环状葡聚糖硫酸盐的可溶性聚合物。②HDL-C+PEG 修饰的 CEH 和 COD→胆甾烯酮+H_2O_2。③H_2O_2+酚衍生物+4-AAP+POD→苯醌亚胺色素。

（2）选择性抑制法（SPD 法）：①CM、VLDL 和 LDL+多聚体阴离子+多聚体→CM、VLDL、LDL 和多聚阴离子生成聚合物并被多聚体掩蔽。②HDL-C+表面活性剂+CEH 和 COD→胆甾烯酮+H_2O_2。③同（1）③。

（3）抗体法（AB 法）：①CM、VLDL 和 LDL+抗 apoB 抗体→CM、VLDL、LDL 和抗 apoB 抗体聚合物。②HDL-C+CEH 和 COD→胆甾烯酮+H_2O_2。③同（1）③。

（4）过氧化氢酶法（CAT 法）：①CM、VLDL、LDL+选择性试剂+CEH 和 COD→胆甾烯酮+H_2O_2。②H_2O_2+过氧化氢酶→$2H_2O+O_2$。③HDL-C+CEH 和 COD+过氧化酶抑制剂→胆甾烯酮+H_2O_2。④同 1（3）。

2. 参考区间

（1）成年男性：1.16～1.42mmol/L（45～55mg/dL）。

（2）成年女性：1.29～1.55mmol/L（50～60mg/dL）。

（3）正常人 HDL-C 占 TC 的 25%～30%。

我国《血脂异常防治建议》提出的判断标准：理想范围>1.04mmol/L（>40mg/dL），降低<0.91mmol/L（35mg/dL）。NCEP，ATP Ⅲ 提出的医学决定水

平：①<1.03mmol/L（40mg/dL）为过低，CHD 危险增高。②≥1.55mmol/L（60mg/dL）为负危险因素。

ATPⅢ将 HDL-C 从原来的<35mg/L（0.9mmol/L）提高到<40mg/L（1.03mmol/L）是为了让更多的人得到预防性治疗（男性将从原来的 15%提高到约 40%，女性从原来的 5%提高到 15%的人群被划归高危人群）。

3. 临床意义

同磷钨酸-镁沉淀法。

第四节　血清低密度脂蛋白胆固醇检验

直接测定血清（或血浆）LDL-C 的经典方法是超速离心分离 LDL，或超速离心（去除 VLDL）结合沉淀法，均非一般实验室所能采用。电泳分离 LDL 的方法也不够简单。十多年来发展起来的简单方法有两类：一类是用化学法分离 VLDL，然后测定 HDL 和 LDL 部分的胆固醇，减去 HDL-C 得 LDL-C；另一类是选择沉淀 LDL 法。该法在 LDL 沉淀后，可测出上清液的 HDL+VLDL 部分的胆固醇然后计算出 LDL-C，或直接取沉淀物测定 LDL-C，这类方法有 3 种沉淀剂：肝素-枸橼酸；聚乙烯硫酸（PVS）；多环表面活化阴离子。目前多用 PVS 沉淀法，美国 LRC 各实验室也统一采用此法（Boehringer 试剂盒）。但国内还很少用 LDL-C 直接测定，而是用 Friedewald 公式用 TC、TG、HDL-C 3 项测定计算 LDL-C，不如直接测定法可靠。近期，中华医学会检验学会已推荐匀相法作为临床实验室测定LDL-C 的常规方法。

一、聚乙烯硫酸沉淀法

1. 原理

用聚乙烯硫酸（PVS）选择沉淀血清中 LDL，测出上清液中的胆固醇代表 HDL-C 与 VLDL-C 之和，所以 TC 减去上清液胆固醇即得 LDL-C 值。试剂中含 EDTA 用以除去两价阳离子，避免 VLDL 共同沉淀。适量的中性多聚物（聚乙二醇独甲醚 PEGME）用以加速沉淀。胆固醇测定同 TC 测定。

2. 操作

用早晨空腹血清，如在 4℃存放不得超过 4 天，深低温保存只能冻 1 次，融化后即须测定。在小离心管中加入血清 200μL，沉淀剂 100μL，混合，室温放置 15 分钟，离心（3 000r/min，15 分钟）。

混合后，放置 37℃水浴 5 分钟，用分光光度计测吸光度（A），波长 500nm。

3. 计算

（1）TC（mmol/L）= TC 测定管 A/标准管 A×校准管浓度（mmol/L）。

（2）非 LDL-C（mmol/L）=（非 LDL-C 测定管 A）/标准管 A×校准管浓度（mmol/L）。

（3）LDL-C（mmol/L）= TC（mmol/L）-非 LDL-C（mmol/L）。

4. 临床意义

LDL 增高是动脉粥样硬化发生发展的主要脂类危险因素。过去只测 TC 估计 LDL-C 水平，但 TC 水平也受 HDL-C 水平的影响。故最好采用 LDL-C 代替 TC 作为动脉粥样硬化性疾病的危险因素指标。美国国家胆固醇教育计划成年人治疗专业组规定以 LDL-C 水平作高脂蛋白血症的治疗决策及其需要达到的治疗目标。

二、匀相测定法

1. 原理

基本原理有如下两类。

（1）增溶法（Sol 法）：①VLDL、CM 和 HDL 由表面活性剂和糖化合物封闭。②LDL-C 表面活性剂+CEH 和 COD→胆甾烯酮+H_2O_2。③H_2O_2+4-AAP+POD+HSDA-苯醌胺色素。

（2）表面活性剂法（SUR 法）

1）VLDL、CM 和 HDL+表面活性剂Ⅰ+CEH 和 COD→胆甾烯酮+H_2O_2。

H_2O_2+POD→清除 H_2O_2，无色。

2）LDL-C+表面活性剂Ⅱ+CEH 和 COD→胆甾烯酮+H_2O_2。

3）H_2O_2+4-AAP+POD+HSDA→苯醌亚胺色素。

（3）保护法（PRO 法）

1）LDL+保护剂，保护 LDL 不被酶反应。

非 LDL-C+CEH 和 COD→H_2O_2+过氧化氢酶→H_2O_2。

2）LDL-C+去保护剂 CEH 和 COD→胆甾烯酮+H_2O_2。

3）H_2O_2+4-AAP+POD+HDAOS→显色。

（4）过氧化氢酶法（CAT 法）

1）非 LDL-C+非离子表面活性剂+CEH 和 COD→胆甾烯酮+H_2O_2。

H_2O_2+过氧化物酶→H_2O。

2）LDL-C+离子型表面活性剂+CEH 和 COD→胆甾烯酮+H_2O_2 过氧化氢酶+NaN_3→抑制。

3）H_2O_2+4-AAP+POD+HSDA→苯醌亚胺色素。

（5）紫外法（CAL 法）

1）LDL+Calixarene→可溶聚合物。

非 LDL-C+CE 和 CO+肼→胆甾烯酮腙。

2）LDL-C+去氧胆酸+β-NAD+CEH 和 CH→胆甾烯酮腙+β-NADH。

2. 参考区间

LDL-C 水平随年龄上升，中、老年人平均 2.7～3.1mmol/L（105～120mg/dL）。

（1）我国《血脂异常防治建议》提出的判断标准：理想范围<3.12mmol/L（120mg/dL），边缘升高 3.15～3.61mmol/L（121～139mg/dL），升高>3.64mmol/L（>140mg/dL）。

（2）NCEP，ATPⅢ提出的医学决定水平：理想水平<2.58mmol/L（100mg/dL），接近理想 2.58～3.33mmol/L（100～129mg/dL），边缘增高 3.64～4.11mmol/L（130～159mg/dL），增高 4.13～4.88mmol/L（160～189mg/dL），很高≥4.91mmol/L（≥190mg/dL）。

三、Friedewald 公式计算法

Friedewald 原公式按旧单位（mg/dL）计算，假设血清中 VLDL-C 为血清 TG 量的 1/5（以重量计），则 LDL-C＝TC-HDL-C-TG/5。

按法定计量单位（mmol/L）计，则应为：LDL-C＝TC-HDL-C-TG/2.2。

第五节　血清载脂蛋白检验

血清载脂蛋白（Apo）测定采用免疫化学法，目前常用方法有电免疫分析（火箭电泳法）、放射免疫分析（RIA）、酶联免疫分析（EIA）及免疫浊度法等，后者又分为免疫透射比浊（ITA）及免疫散射比浊（INA）法。免疫浊度法是目前最常用的方法，具有简单快速，可以自动化批量分析等优点。INA 法需要光散射测定仪（例如激光浊度计），ITA 法只需要比较精密的光度计或生化自动分析仪，精密度高于其他各法，适合临床实验室应用。目前国内外生产的试剂盒大都采用此法。Lp（a）目前多用 EIA 法与 ITA 法。这些免疫测定方法必须有合适的抗血清，对抗血清的主要要求：特异性好，与其他血清蛋白及其他 Apo 无交叉反应；高亲和力高效价。在免疫比浊法中（包括 INA 与 ITA）尤其是用自动化仪器做速率法测定，要求抗原-抗体反应迅速，对抗血清的质量要求高。

1. 方法

采用免疫透射比浊法测定 ApoAⅠ和 ApoB。

2. 原理

血清 ApoAⅠ和 ApoB 分别与试剂中特异性抗人 ApoA Ⅰ和 ApoB 抗体相结合，形成不溶性免疫复合物，使反应产生浑浊，以光度计在波长 340nm 测出吸光度，浊度高低与血清中 ApoAⅠ和 ApoB 含量成正比。

3. 参考区间

（1）ApoAⅠ平均值为 1.40～1.45g/L，女性略高于男性，年龄变化不明显。

（2）ApoB 值不论男女均随增龄而上升，70 岁以后不再上升或开始下降。中、青年人平均 ApoB 值为 0.80～0.90g/L，老年人平均 ApoB 值为 0.95～1.05g/L。

4. 临床意义

（1）HDL 组成中蛋白质占 50%，蛋白质中 ApoAⅠ占 65%～70%，而其他脂蛋白中 ApoAⅠ极少，所以血清 ApoAⅠ可以代表 HDL 水平，与 HDL-C 呈明显正相关。但是 HDL 是一系列颗粒大小与组成不均一的脂蛋白，病理状态下 HDL 脂类与组成往往发生变化，则 ApoAⅠ的升降不一定与 HDL-C 成比例，同时测定 ApoAⅠ与 HDL-C 对病理生理状态的分析可能更有意义。

（2）正常情况下，每一个 LDL、IDL、VLDL 与 Lp（a）颗粒中均含有 1 分子 ApoB100，因 LDL 颗粒居多，大约有 90%的 ApoB100 分布在 LDL 中，故血清 ApoB 主要代表 LDL 水平，它与 LDL-C 呈显著正相关，但当高 TG 血症时（VLDL 极高），ApoB 也会相应增高，在流行病学与临床研究中已确认，高 ApoB 是冠心病危险因素，但还很少有前瞻性研究表明 ApoB 对冠心病风险的估计价值。

（3）ApoB/ApoAⅠ比值可以代替 LDL-C/HDL-C 比值作为动脉粥样硬化指数。

第六节 脂蛋白（a）检验与血清脂蛋白电泳

一、脂蛋白（a）［Lp（a）］检验

脂蛋白（a）［Lp（a）］的结构与 LDL 相似，可以携带大量的 CHO 结合于血管壁上，有促进动脉粥样硬化的作用。同时，Lp（a）与纤溶酶原有同源性，可以与纤溶酶原竞争结合纤维蛋白位点，从而抑制纤维蛋白水解作用，促进血栓形成。因此 Lp（a）是动脉粥样硬化和血栓形成的重要独立危险因子。

Lp（a）测定有两类方法，一是免疫化学法测定其所含特殊的蛋白 Apo（a），另一类方法是测定其所含的胆固醇，结果以 Lp（a）-C 表示。目前大都

用免疫学方法测定 Apo（a），现在常用的免疫测定是 McAb 酶标记法（ELISA）及免疫比浊法（透射或散射法），后者受基质效应的干扰大，且灵敏度低，ELISA 法的优点是基质效应不明显，可以选择对 Apo（a）分子大小不敏感的 McAb，也可以用 ApoB McAb 代替 Apo（a）McAb 作为酶标记（第2）抗体，避免 Apo（a）分子大小对结果的影响。下面以免疫透射比浊法来介绍脂蛋白（a）的测定。

1. 原理

血清 Lp（a）与试剂中的特异性抗人 Lp（a）抗体相结合，能形成不溶性免疫复合物，使反应液产生浊度，在波长 340nm 测出吸光度，浊度高低反映血清标本中 Lp（a）的含量高低。

2. 参考区间

正常 Lp（a）数据呈明显偏态分布。80%的正常 Lp（a）浓度<200mg/L，个别可高达 1 000mg/L 以上。通常以 300mg/L 为分界线，高于此水平者表明冠心病危险性明显增高。

3. 临床意义

（1）Lp（a）水平主要决定于遗传因素，家族性高 Lp（a）与冠心病发病倾向相关。男、女之间与不同年龄组间无明显差异，环境、饮食与药物对 Lp（a）水平的影响也不明显。

（2）现在将高 Lp（a）水平看作动脉粥样硬化性疾病（心、脑血管病，周围动脉硬化）的独立危险因素，因为它与高血压、吸烟、高 VLDL-C（高 TC）、低 HDL-C 等因素无明显相关。但 LDL-C 较高时，高 LP（a）的危险性就更高。在动脉粥样硬化病变形成中，Lp（a）与 ApoB 起协同作用。

二、脂蛋白电泳

脂蛋白颗粒表面的载脂蛋白也与其他血清蛋白一样具有兼性离子，暴露在表面的极性基团在 pH8.6 时因带负电荷而能向阳极移动，由于各种蛋白的等电点不同，所带电荷也不同，故能在支持介质上分离。脂蛋白的泳动速度也在一定程度上受颗粒大小的影响。

人血清脂蛋白成分比例的检测分析，是高脂蛋白血症诊断（分型）重要依据。

第七节　血浆脂代谢相关蛋白与酶的测定

一、血清（浆）LPL测定

测定过程一定要与结构和功能类似的HTGL区别。HTGL是结合在细胞表面作为肝素受体的蛋白多糖，可注射肝素竞争性地结合到细胞表面的蛋白质多糖分子后，酶被置换下来进入血浆。现在可采用LPL单克隆抗体的酶免疫方法进行检测，标本为血清或肝素抗凝血浆。

参考区间：血清（浆）136~321mg/L。

二、血浆LCAT测定

现在可采用微脂粒底物法，即微脂粒被血清中HDL吸附后，成为LCAT底物，在37℃条件下，经一定时间反应，LCAT活性值可依据游离胆固醇的减少量进行定量。目前尚无统一参考检测方法。

参考区间：血浆382~512U/L。

三、血浆CETP测定

利用CETP单克隆抗体进行酶联免疫测定，标本必须是肝素抗凝血浆。以函数制作标准曲线再计算。检测方法为免疫透射比浊法，目前尚无公认的检测方法和参考区间。

第四章

呼吸疾病检验

第一节　炎症反应指标

机体在受到各种外源性或内源性损伤因子刺激时，发生一系列复杂的以防御为主的反应，此反应即为炎症反应。凡是能引起组织和细胞损伤的因子都能引起炎症，如病原微生物的感染、机械性创伤、强酸强碱、坏死组织、变态反应等。炎症反应指标，是指可反映炎症的有无和程度，并可借助临床检验可查知的物质的总称。伴随炎症而发生改变的物质可出现于血液及其他体液中。临床上了解炎症反应指标的变化具有重要意义，有助于区分炎症与非炎症、判断疾病严重程度、指导治疗及病情监测。

一、血沉

将抗凝血放入血沉管中垂直静置，红细胞由于密度较大而下沉。通常以红细胞在第一小时末下沉的距离表示红细胞的沉降速度，称为红细胞沉降率，即血沉。血沉测定有多种方法，世界卫生组织（WHO）推荐魏氏法。采用魏氏法测定时，正常参考值为成年男性 0～15mm/h，成年女性 0～20mm/h。血沉主要取决于纤维蛋白原、免疫球蛋白及其他血浆蛋白浓度，可作为炎症反应的间接指标，不具特异性。但由于其受红细胞大小、形状及数量等诸多无法校正的因素影响，因此有时不能精确反映炎症。

血沉加速可见于急性感染、局部炎症、活动性结核病、自身免疫性疾病、心肌梗死、慢性肾炎、严重贫血、恶性肿瘤、老年人、月经期或妊娠期等。临床上常用其观察结核病的病情变化及疗效。血沉加速，表示病情复发和活跃；当病情好转或静止时，血沉也逐渐恢复正常。在诊断上亦作为参考。

二、C 反应蛋白（CRP）

C 反应蛋白是由肝细胞合成并分泌的一种急性时相反应蛋白。正常情况下血清中含量极微（<5mg/L），当机体受到感染、手术、创伤等损伤因子的刺激时，血 CRP 水平在 5~8 小时内开始上升，48 小时达到高峰，半衰期为 5~8 天。CRP 能够激活补体并加强吞噬细胞的吞噬能力。

（一）区分细菌与病毒感染的辅助参考指标

最高水平的 CRP 值常发生在革兰阴性菌感染时，有时可达 500mg/L；革兰阳性菌感染通常引起中等程度的 CRP 浓度升高，典型的是在 100mg/L 左右。病毒感染时，CRP 增加不明显，通常不超过 50mg/L，极少超过 100mg/L。如病毒感染的患者，一旦出现 CRP 明显增高，提示继发细菌感染。老年患者肺部感染时，临床表现常不典型，此时作出肺炎的诊断较困难，若 CRP>100mg/L 强烈提示细菌感染，如细菌性支气管炎或肺炎。

（二）判断病情的严重程度

CRP 值为 10~50mg/L 常提示轻度炎症，如局部细菌感染（如皮肤软组织感染）、病毒感染等；CRP 值升至 100mg/L 时，提示存在较严重的疾病并需要积极治疗；CRP 值>100mg/L 时，常提示严重的疾病过程并且往往正处于细菌感染期。

（三）指导临床治疗和判断疗效

对于感染性疾病患者，尤其是高危患者在缺少微生物学诊断时，可通过监测 CRP 制定抗生素治疗方案：当 CRP 降至正常时，可终止抗生素治疗。在抗生素治疗过程中，CRP 值的持续升高一般提示治疗无效。

三、降钙素原（PCT）

降钙素原是一种由 116 个氨基酸残基组成的降钙素前体物。正常情况下，由甲状腺 C 细胞产生，几乎不从细胞中分泌出来，因此健康人血中 PCT 水平极低（<0.05ng/mL）。病理状态下，甲状腺以外的其他器官组织都可产生并释放降钙素原。PCT 的生成受细菌内毒素以及多种炎性细胞因子的调节，反映全身炎症反应的活跃程度。PCT 是脓毒血症高度特异性的标志物。某些非细菌性因素也能使 PCT 水平升高，如部分严重的真菌感染、外科手术后和创伤初期、持续的心源性休克、多器官功能不全、重症胰腺炎、严重的肝肾疾病、肿瘤广泛转移等。对于病毒性感染、慢性炎症或自身免疫性疾病，PCT 的水平不会受到影响。

（一）评估脓毒血症及全身炎症反应的严重程度

目前 PCT 诊断脓毒血症的界值水平为>0.5ng/mL。当 PCT 水平大于 2ng/mL 甚至大于 10ng/mL 时，脓毒血症、严重脓毒血症或感染性休克的可能性非常大（超过 90%）。高水平的 PCT 表明全身炎症反应非常严重，死亡风险很高，应立即开始抗生素及其他针对性治疗。

（二）评估严重细菌感染的病情变化

PCT 水平升高或者持续高水平提示存在严重感染，PCT 水平下降提示治疗成功或者感染得到控制。

（三）在肺炎中的临床应用

PCT 可用于鉴别诊断细菌性肺炎及非细菌性肺炎，细菌性肺炎患者的 PCT 水平明显升高，而病毒、不典型病原体（军团菌除外）和结核分枝杆菌导致的肺炎中 PCT 水平无明显变化。但不是所有的细菌性肺炎患者 PCT 水平都增高，因此，PCT 正常或轻度增高不能排除细菌性肺炎。此外，PCT 水平与肺炎的严重程度呈正相关。低水平 PCT（<0.1ng/mL）提示可能是肺炎较轻、预后较好，或是病毒性肺炎、不典型病原体导致的肺炎，或是不使用或停用抗生素的参考指标。

四、白细胞介素-6（IL-6）

白细胞介素-6 是一种由 184 个氨基酸组成的糖蛋白。机体受到损伤因子刺激时，由单核-巨噬细胞、成纤维细胞、血管内皮细胞、淋巴样细胞、平滑肌细胞甚至肿瘤细胞释放。IL-6 在免疫调节、炎症反应、造血调控等过程中均发挥重要的作用。IL-6 可以激活中性粒细胞，进而促进肝脏分泌急性时相蛋白，最终促进急性炎性反应。

（一）评估脓毒血症及全身炎症反应的严重程度

IL-6 是重要的促炎症介质，在全身性感染的发生发展中起着重要的作用。同时 IL-6 还是反映机体炎症程度的重要指标。研究表明，全身性感染患者血清 IL-6 水平与疾病严重程度及临床预后呈明显的相关性。

（二）评估气道炎症严重程度

研究表明，哮喘患者发作期血清 IL-6 明显升高，哮喘缓解后其水平明显下降；慢阻肺患者 IL-6 的表达较健康者高，且急性加重期更明显。且 IL-6 水平与 CRP、白细胞计数（WBC）、中性粒细胞百分比（NEU%）等实验室相关指标显著正相关。提示血清 IL-6 水平可用于判断哮喘、慢性阻塞性肺病等气道炎症疾病的病情严重程度。

五、肿瘤坏死因子-α（TNF-α）

肿瘤坏死因子-α是由单核-巨噬细胞产生的多显性细胞因子，可被多种刺激物诱导产生，具有调节免疫应答、参与炎症反应等多种生物学功能。大多数正常人血中TNF-α水平极低，当机体受到病毒、细菌内毒素、细菌胞壁等因素刺激后，TNF-α是产生最快且到达高峰的时间最早的炎症介质，但TNF-α高峰期持续时间较短，很快下降至正常，所以检测越晚阳性率越低。肺部急性感染期TNF-α显著升高，且与感染的严重程度呈正相关。因此，血清TNF-α水平的检测可用于肺部感染疾病的早期诊断及病情评估。

六、白细胞介素-4（IL-4）

白细胞介素-4是主要由Th2细胞分泌的多效性细胞因子，具有多种生物学功能。它不仅可以促进T淋巴细胞与B淋巴细胞的相互作用，还能诱导B细胞的抗体应答向IgE类型转化，在哮喘的气道炎症形成中起着重要作用。研究发现，哮喘发作期患者血清IL-4水平显著高于正常对照组，治疗缓解后IL-4明显下降，但仍较正常对照组高。因此，血清IL-4水平可作为判断哮喘病情变化的重要参考指标。

第二节　肿瘤标志物

肿瘤标志物是恶性肿瘤的发生和增殖过程中，由肿瘤细胞分泌或由机体对肿瘤反应而异常产生，反映肿瘤存在和生长的一类物质，可作为判断和评估肿瘤进程及对治疗干预的药理反应的重要指标。肿瘤标志物常以蛋白质、核酸、激素等形式存在于体液或肿瘤细胞中，对于肿瘤的诊断及预防、肿瘤治疗效果的监测和评价，以及预测不良预后等有重要作用。肿瘤标志物相比于其他传统诊断方法具有更高的特异度和灵敏度，在肿瘤发生明显影像学改变之前就可以通过血浆学方法检测，为肿瘤的早期诊断、早期治疗提供了一个新的途径。

肿瘤标志物在临床诊断时具有辅助诊断和鉴别诊断的价值，以了解患者可能的病理类型。目前美国临床生化委员会、欧洲肿瘤标志物专家组、中国原发性肺癌诊疗规范中推荐的肺癌肿瘤标志物包括：癌胚抗原、神经特异性烯醇化酶、细胞角蛋白19片段、胃泌素释放肽前体，以及鳞状上皮细胞癌抗原，其联合使用可提高在临床诊断中的灵敏度和特异性。

一、蛋白标志物

（一）癌胚抗原（CEA）

癌胚抗原属于非器官特异性肿瘤相关抗原，也是最早被发现的肿瘤标志物之一。CEA 最早从结肠癌和胚胎组织中提取，为内胚层分泌的糖蛋白。其在肺部良性病变中也有升高，并受不同年龄、性别、是否吸烟人群的影响，因此对肺癌诊断的灵敏度、特异度均不高。研究表明 CEA 水平的降低可作为 NSCLC 的疗效、预后的评估指标；术前 CEA 检测可反映肿瘤分期，预测潜在的淋巴结转移，有利于 I 期肺癌手术的预后判断。

临床诊断中其水平升高有助于 NSCLC 诊断，CEA 在血清中的生物半衰期为 2~3 天，样本稳定性为 2~8℃保存 7 天，-20℃保存 6 个月，其阳性阈值为>3. 4ng/mL。

（二）神经元特异性烯醇化酶（NSE）

神经特异性烯醇化酶为糖酵解酶，为烯醇化酶的同工酶，存在于中枢、周围神经组织和神经外胚层起源的恶性肿瘤中，小细胞肺癌是一种神经内分泌起源的肿瘤，NSE 作为小细胞肺癌的血浆肿瘤标志物具有较高的敏感度和特异度。NSE 在 SCLC 中阳性率可达 60%~80%，有助于 SCLC 的诊断及其与 NSCLC 的鉴别诊断。

临床检查中，NSE 在血清中的生物半衰期为 1 天，样本稳定性为 2~8℃保存 24 小时，-20℃保存 3 个月，且反复冻融易造成其降解，其阳性阈值为>15ng/mL。SCLC 患者化疗后 NSE 升高提示预后不良或者生存期较短；而治疗后 NSE 水平明显下降则提示较好预后。

（三）细胞角蛋白 19 片段（CYFRA21-1）

细胞角蛋白 19 片段，为正常及恶性的上皮细胞支架蛋白，主要分布在单层上皮细胞，在上皮组织来源的肿瘤组织中的含量明显增高，是非小细胞肺癌较敏感的肿瘤标志物。肺癌患者血浆中 CYFRA21-1 含量对 NSCLC 的早期诊断、疗效监测和预后均有重要价值，其灵敏度和特异性均高于 CEA 和 SCC。研究表明，CYFRA21-1 对 NSCLC 的诊断灵敏度（48. 9%）较 CEA（21. 6%）、NSE（20. 3%）高；对鳞癌的诊断灵敏度（66. 2%）较其他病理类型高。

临床检查中，CYFRA21-1 在血清中的生物半衰期为 1 天，样本稳定性为 2~8℃保存 4 周，-20℃保存 6 个月，且反复冻融易造成其降解，其阳性阈值为>3. 0ng/mL。

（四）鳞癌相关抗原（SCC）

鳞癌细胞产生并分泌的异常蛋白质抗原，在进展期鳞癌中水平较高，常作为鳞癌检测的标志物。

临床检查中，SCC 在血清中的生物半衰期为 20 分钟，样本稳定性为 2～8℃保存 7 天，汗液、唾液污染可使 SCC 检测结果升高。

（五）胃泌素释放肽前体（ProGRP）

促胃泌素释放的 27 个氨基酸构成的生物活性肽，在 SCLC 中水平明显高于 NSCLC，其对局限期 SCLC 诊断准确性优于 NSE，可提高 SCLC 的早期诊断水平。ProGRP 升高提示预后不良，与 NSE 联合检测时对 SCLC 的复发有较好的预测价值，超过 50%的患者复发时可检测到 ProGRP 和 NSE 水平升高（定义：连续两次 NSE 和 ProGRP 升高水平较前次测定增加 10%以上，或 1 次测定增加 50%以上）。

联合检测：多种标志物能提高肺癌诊断的灵敏度及特异性。NSE+CEA+SCC 联合检测对非小细胞性肺癌诊断的阳性率可以达到 85%左右，其特异性达 100%。CEA+CA125+CYFRA21-1 联合检测对小细胞性肺癌诊断的阳性率可以达到 82.35%，其特异性达 90%。

疗效监测：治疗前进行首次检测时选择患者敏感的 2～3 种标志物进行疗效监测，患者在接受首次治疗后，根据标志物不同的半衰期可再次检测；但必须结合影像学结果，无影像学进展依据时，不要改变肺癌原有的治疗策略。

随访观察：建议患者在治疗开始后的 1～3 年内每 3 个月检测 1 次血液标志物水平；3～5 年内每半年检测 1 次；5 年以后每年 1 次。随访中若标志物水平升高显著（25%以上），应在 1 个月内复测 1 次；如果仍然是升高状态，则提示可能复发或转移，此时应结合影像学进展。

二、循环肿瘤细胞（CTCs）

循环肿瘤细胞于 1969 年首次被报道，可以在许多晚期实体肿瘤患者的外周血中检测到。在非小细胞肺癌患者存在 CTCs 的报道中发现，表皮生长因子受体（EGFR）突变的 NSCLC 患者能够依靠以 EPCAM 为基础的策略分离出少量的肿瘤细胞。使用敏感的 PCR 技术能检测出这些肿瘤细胞具有 EGFR 的突变。在另一个研究中，CTCs 在 18 名间变性淋巴瘤激酶（ALK）基因重排的 NSCLC 患者中能通过以大小为基础的排序法被分离，提示在所有 ALK 阳性的患者中 ALK 进行基因重排；而在 ALK 阴性的患者中，具有 ALK 重排的 CTCs 被认为是极少数的假阳性。

临床应用：作为一个定量标志物，CTCs 的计数波动在几个到几百个之间；然而很多患者即使在疾病晚期也只有极低的数量，且标本处理的技术难题阻碍了 CTCs 检测在多中心临床试验的开展。由于标准化测量方法缺乏广泛的应用，参数如 CTCs 半衰期和治疗后持久性等的检测比较具有挑战性。

三、循环肿瘤 DNA（ctDNA）

循环肿瘤 DNA 是来源于凋亡或坏死肿瘤细胞的双链 DNA 片段，所携带的基因信息具有肿瘤组织的基因组特征。这些 DNA 片段长度在 170bp 左右，能被作为凋亡或者坏死肿瘤细胞的残留物进入血液循环。ctDNA 总浓度在非小细胞肺癌患者中要高于正常人，化疗过程中 ctDNA 总体水平的上升与肿瘤进展有显著的相关性。

ctDNA 的检测方法可分为定性和定量两种。定性主要是检测血浆中肿瘤特异性基因的改变，定量则是检测血浆中 DNA 的总量。由于先进的纯化技术和测序方法的使用，ctDNA 检测的敏感性提高，并获得更多的定量数据。其中的一个检测方法是 BEAMing，可对宿主的 EGFR 野生型 DNA，EGFR 突变肿瘤 DNA 和耐 $EGFR^{T790M}$肿瘤 DNA 的比例进行定量，其中来自非小细胞肺癌患者血液的耐 $EGFR^{T790M}$的含量接近等位基因片段的 0.1%，并且这些比例随时间推移对治疗的反应不同而发生变化。

临床应用：目前尚未开展大样本、多中心的基础及临床研究，ctDNA 技术尚未应用于临床实践。但随着技术的进步和成本的降低，以及研究人员不断深入的探索和研究，ctDNA 将可能成为一种重要的肿瘤标志物。

四、小结

综上所述，血浆肿瘤标志物具有无创伤、简便快捷、可重复性等优点，在肿瘤的早期诊断、疗效监测和预后判断等方面发挥重要作用。但在临床应用中要注意肿瘤标志物检测结果与所使用的检测方法密切相关，不同检测方法得到的结果不宜直接比较，在治疗观察过程中如果检测方法变动，必须使用原检测方法进行平等检测，避免错误的医疗解释。同时各检测实验室应该基于所使用的检测方法建立适合本实验室的参考区间。

第三节　呼出气冷凝液检查

呼出气冷凝液（EBC）是近年来新出现的一种检测呼吸道成分的新技术，在呼吸系统疾病的诊断和研究领域已取得了飞速的发展，是一种很有前景的无创的肺部疾病生物标记物的来源。与传统的检测手段相比（如支气管肺泡灌洗、痰诱导检测等），EBC 具有安全无创、良好的可重复性、操作简易的特点，既适用于儿童患者，又可用于呼吸衰竭需辅助通气的重症患者，应用前景广泛。

一、呼出气冷凝液的成分

EBC 中主要成分包括呼吸道内衬液气溶胶化而形成的各种生物微粒、水溶性挥发性物质以及呼出气冷凝水，其中前两者占 EBC 总体积甚少，约为 1%，但其成分却包含上千种生物微粒、蛋白物质等。人体气道内衬液中含有多种水溶性活性分子、抗氧化物，是呼吸道的防御屏障之一。一旦气道损伤及结构改变，这些生物活性分子的变化可反映气道、肺组织内微环境的变化。EBC 能较好地反映气道、肺组织内衬液变化，并实时反映气道及肺组织的损伤及炎症情况，是一种很有前景的无创的肺部疾病生物标记物的来源。故可用于呼吸道疾病诊断、监测及药物疗效评价。目前 EBC 检测物质主要有 3 种：①正常体温时即可挥发的物质，如 H_2O_2 以及各种挥发性有机物等。②难以挥发但可溶解于水的物质，如蛋白（包括白介素及干扰素），目前认为分子量<65kD 的蛋白可以进入 EBC。③难以挥发且不溶于水的物质，此类物质在水相及肺泡内层面构成一双向界面，也可随水分的蒸发而进入 EBC，这些物质包括白三烯、前列腺等。呼出气在外界温度降低时可凝结形成 EBC，在外界温度为 0℃ 和 −10℃ 时约有 89.1%和 93.7%的水蒸气凝结，温度越低，凝结比例越高。

二、EBC 采集原理和规范

在 2005 年，ATS 和 ERS 共同发表了 *Task Force Report*，对 EBC 的收集方法、贮存、检测与存在问题达成了初步共识。

目前已有成熟的商业设备用来收集 EBC。受试者平静呼吸（潮式呼吸），呼出气遇低温环境即可凝结形成 EBC。当分钟通气量增加时，呼出气中颗粒密度及体积增高，可导致 EBC 产生增加。另外，气流震荡、气道局部循环、冷凝管材料也对 EBC 采集有影响。共识中推荐：平静呼吸 10 分钟，采集到1～2mL 的 EBC 即可结束实验，绝大多数受试者均可良好耐受。但国内大多研究显示，受试者需平静呼吸 20～30 分钟，才能采集到 1～3mL 的 EBC。

EBC 中的生化分子及生物标志物来源于口腔、咽喉、气管、支气管及肺泡的整个气道，但主要反映下呼吸道的病理生理改变，而鼻腔可快速产生大量 NO 及其他化学分子，因此在采集过程中，受试者应佩戴鼻夹，通过口含器与收集管道连接。对于使用机械通气的重症患者，可将收集管道与呼吸机出气管连接。另外，唾液中含有较高浓度的 H_2O_2 及 NO_2^-，因此采集前必须漱口，避免标本污染。

三、EBC 常用检测标志和临床意义

目前在 EBC 中已发现数千种物质，但其含量非常低，通常需要借助色谱

法、荧光法、酶联免疫法、高效液相等试验方式检测。应用最成熟的指标包括以下两类：①炎症相关因子，白三烯（LTB_4、LTC_4、LTD_4、LTE_4）、前列腺素类（PGE_2、$PGF_{2\alpha}$）、细胞因子（IL-13、IL-4、IL-6、IL-8、TNFα、IFN）、氢离子（pH）、嗜酸性粒细胞阳离子蛋白（ECP）。②氧化应激，过氧化氢（H_2O_2）、8-异前列烷，丙二醛。③亚硝基应激，亚硝酸盐、硝酸盐、硝基酪氨酸、亚硝基硫醇。

（一）pH

此项指标在EBC检测中较为简便、可靠、重复性佳。目前推荐必须经不含CO_2的气体（如氩气等）预饱和后，再予以检测。正常人的pH平均值为7.7。支气管哮喘、慢性阻塞性肺疾病（COPD）、支气管扩张、囊性纤维化（CF）及急性肺损伤（ALI）患者EBC的pH存在不同程度的下降。对于哮喘患者，激素治疗成功后，EBC的pH可回升至正常，并与气道的嗜酸性粒细胞炎症相关。

（二）H_2O_2

H_2O_2是呼出气中可挥发成分，呼吸系统中的炎症细胞及结构细胞（中性粒细胞、嗜酸性粒细胞、巨噬细胞和上皮细胞等）均可释放。当氧化应激时，过氧化氢酶的清除能力无法应付增加的H_2O_2，可在EBC中检测到H_2O_2水平增高。由于EBC中H_2O_2不稳定，所以采集后需立即冻存于-70℃低温并尽快检测。支气管哮喘、COPD、支气管扩张、CF、ALI、ARDS、变异性鼻炎及吸烟者EBC中的H_2O_2升高。对于经过乙酰半胱氨酸治疗的COPD患者，其EBC中的H_2O_2水平会随之降低。哮喘患者EBC中H_2O_2水平与诱导痰嗜酸性粒细胞、气道反应性及病情相关。

（三）氮氧化合物

气道内皮细胞、巨噬细胞中含有NO合成酶，在炎症因子刺激下可合成诱导酶（iNOS），生成NO，NO的代谢产物为硝基酪氨酸、硝酸盐（亚硝酸盐）、亚硝基脲等，这些物质在EBC中均可被检出，作为气道炎症的标志物。对于哮喘患者，以上物质水平均有不同程度的升高。

（四）8-异前列烷

8-异前列烷是花生四烯酸非酶氧化反应（不依赖于环氧化酶作用）产生的前列腺素氧化代谢产物，是EBC中的非挥发物质，在体外化学性质稳定，为一种特异的脂质过氧化产物，能反映氧化应激损伤及氧化活性。哮喘、COPD、间质性肺疾病、囊性纤维化、ARDS患者EBC中的8-异前列烷显著升高。对于哮喘及COPD患者，急性期8-异前列烷较稳定期增高，可作为反映病情的指标之一。

（五）白三烯（LTs）

LTs 是花生四烯酸经 5-脂氧酶代谢途径形成的代谢产物，包括二羟酸白三烯（LTB_4）及半胱氨酰白三烯（Cys-LTs，包括 LTC_4、LTD_4、LTE_4），是 EBC 中的非挥发物质。LTB_4 是一种潜在的中性粒细胞活化因子和前炎性介质，能促进中性粒细胞在气道的聚集，检测 LTB_4 水平可反映哮喘气道中性粒细胞浸润的严重程度及进行疗效评价。Cys-LTs 主要有气道炎性细胞尤其是肥大细胞和嗜酸性粒细胞释放，可导致气管平滑肌收缩、血管通透性增加、黏液过度分泌，在气道炎症中起重要作用。正常人 EBC 中 Cys-LTs 含量为 0~25pg/mL。哮喘患者 EBC 中 LTB_4 和 Cys-LTs 升高，且随病情控制变化。另外，COPD、CF 患者 EBC 中也有类似变化。

（六）腺苷

腺苷为三磷酸（ATP）代谢产物，可使支气管平滑肌收缩，还可调节淋巴细胞、中性粒细胞、嗜酸性粒细胞、巨噬细胞功能，参与气道炎症反应。通常使用高效液相色谱法检测 EBC 中的腺苷含量。正常人 EBC 中腺苷水平为 0~20nmol/L。哮喘及变异性鼻炎患者 EBC 中腺苷水平可降低，并与呼出气 NO 有良好的相关性。腺苷可作为评价哮喘气道炎症及疗效的无创检测指标之一。

（七）其他

近年陆续有研究表明，哮喘患者 EBC 中 IL－4、IL－8、肿瘤坏死因子（TNF）、转化生长因子水平、脂氧素 A_4（LXA_4）升高，组胺水平无明显变化；COPD 患者 EBC 中 IL-1、IL-4、IL-6、IL-8、IL-10、TNF、α-1-抗胰蛋白酶水平升高。另外，EBC 检测在其他疾病中的研究如肺癌、结核及职业病等也得到了快速的发展。有文献报道，在 EBC 中进行肿瘤标志物的检测，如对 P53 基因的突变、P16 的甲基化、TNFα、血管内皮生长因子等进行检测，均显示了一定的预测价值。

四、存在的问题和展望

尽管 EBC 检测已经形成专家共识，但其具体收集及检测过程仍未完全标准化。其次，目前无法进行 EBC 的分段采集，其检测指标缺乏解剖部位特异性。另外，EBC 中大多介质浓度很低，需要专门的分析测试仪器，在一般医院中尚存难度。不过，EBC 检测在呼吸系统疾病诊断和研究领域具有巨大的潜力，随着研究的不断深入，相信以上问题可在将来逐一解决，EBC 检测将得到广泛的应用。

第四节　胸腔积液检查

胸膜腔是位于肺和胸壁之间的一处潜在腔隙。正常成人的胸膜腔每 24 小时有 500~1 000mL 液体形成和再吸收，二者处于动态平衡。生理状态下胸腔液<20mL，在呼吸运动时起润滑作用。任何因素使得胸膜腔内液体生成增多和（或）吸收减少，即产生胸腔积液。

一、病因和发病机制

近来，对胸腔积液形成机制较过去有了新的认识和补充。目前认为，正常成人胸腔内，胸腔液体从胸壁体循环毛细血管滤过进入间质，继而进入胸膜腔，约 75%的胸液回收是经过壁层胸膜上的淋巴孔进入淋巴管引流；而自肺毛细血管滤过的胸液进入肺间质后，最终也由淋巴管排出。因此脏层胸膜不参与胸膜腔液体的重吸收。壁层胸膜内淋巴管既提供了对抗过量液体的一种安全装置，又提供了一种从胸膜腔回收蛋白的机制。

（一）胸膜毛细血管静水压增高

体循环和（或）肺循环静水压增高，前者是使胸膜腔的液体量增加，后者使胸膜腔液体吸收减少，导致胸腔积液。临床上常见于充血性心力衰竭、缩窄性心包炎、上腔静脉或奇静脉受阻、血容量增加等。此类胸腔积液多为漏出液。

（二）胸膜毛细血管胶体渗透压降低

当血浆白蛋白减少，血浆胶体渗透压降低时，壁层胸膜毛细血管胶体渗透压下降、壁层胸膜毛细血管滤过增加，引起胸腔积液量增多。临床上常见于肝硬化、肾病综合征或严重营养不良至低蛋白血症等。此类胸腔积液多为漏出液。

（三）胸膜毛细血管通透性增加

胸膜腔及其邻近脏器组织炎症或胸膜肿瘤时，由于胸膜直接受累或受损细胞释放各种酶、补体以及生物活性物质如组胺等致使胸膜毛细血管通透性增加，大量含有蛋白质和细胞的液体进入胸膜腔。而胸液中蛋白质含量升高，使得胶体渗透压增高，进一步促使胸膜腔积液的聚集。临床多见于胸膜炎症（肺结核、肺炎旁胸腔积液）、胸膜肿瘤（胸膜间皮瘤、恶性肿瘤胸膜转移）、肺栓塞、膈下炎症性疾病（膈下脓肿、肝脓肿、急性胰腺炎）、结缔组织疾病（系统性红斑狼疮、类风湿关节炎）等。此类胸腔积液为渗出液。

（四）壁层胸膜淋巴回流障碍

胸液中液体和蛋白通过淋巴系统返回循环系统，故癌性淋巴管阻塞、先天性发育异常致淋巴管引流异常、外伤致淋巴回流障碍等常产生高蛋白含量的胸腔积液。胸壁淋巴管与腹腔淋巴管引流相同，且在膈肌的浆膜下层有广泛的交通，故肝硬化和 Meigs 综合征患者胸液通过膈肌的转运，可使壁层胸膜淋巴系统的淋巴压力增加，加重胸腔积液。而由于淋巴回流到循环的静脉端，故全身静脉高压可阻止胸液的淋巴回流。

1. 损伤

主动脉瘤破裂、食管破裂、胸导管破裂等，产生血胸、脓胸和乳糜胸。

2. 医源性

药物、放射治疗、消化内镜检查和治疗、支气管动脉栓塞术，卵巢过度刺激综合征、液体负荷过大、冠脉搭桥手术、骨髓移植、中心静脉置管穿破和腹膜透析等，都可以引起渗出性或漏出性胸腔积液。

二、分类

胸腔积液根据病因、胸液性质分类如表 4-1 所示。按病因可分为感染性、肿瘤性、自身免疫系统疾病、物理性如创伤、化学性如尿毒症等。按积液性质分可分为血性、乳糜性、胆固醇性和脓性等。按胸液的发生机制可分为漏出性和渗出性。根据发病过程可分为急性和慢性。

最常见的漏出性胸腔积液病因为心功能不全和肝硬化。90%的渗出性胸腔积液则主要为感染性疾病、恶性肿瘤、肺栓塞和胃肠道疾病。在我国，渗出性胸腔积液依次为结核性胸腔积液、恶性肿瘤和细菌感染所致胸腔积液。

表 4-1　胸腔积液的分类和病因

漏出性胸腔积液	性质	渗出性胸腔积液
心功能不全	恶性疾病	胸膜转移性恶性肿瘤
心包疾病		胸膜间皮瘤
肝硬化		胸膜原发性淋巴瘤
肾病综合征	感染性疾病	结核
腹膜透析		化脓性细菌感染
黏液性水肿		真菌感染
上腔静脉阻塞综合征		病毒感染
骨髓移植		寄生虫感染
医源性		放线菌病和诺卡菌病
	肺栓塞	
	胃肠道疾病	食管穿孔

续 表

漏出性胸腔积液	性质	渗出性胸腔积液
		胰腺疾病
		腹腔脓肿
		腹部手术后
	胶原血管性疾病	类风湿关节炎
		红斑狼疮
		药物性狼疮
		Sjogren 综合征
		血管炎
		Churg-Strauss 综合征
	心脏创伤后综合征	心脏搭桥术后
	结节病	
	尿毒症	
	石棉沉着病	
	Meigs 综合征	
	黄甲综合征	
	药物性	呋喃妥因、麦角新碱、溴隐亭、丙卡巴肼、胺碘酮、丹曲林、白介素-2
	物理性	放射治疗
		电击伤
	医源性	血胸
		乳糜胸

三、胸腔积液的检查

（一）影像学检查

1. X 线检查

其改变与积液量和是否有包裹或粘连有关。少量积液时，X 线可见肋膈角模糊或消失，患者卧位摄片可进一步确认，并与胸膜增厚鉴别。中等量积液时，患者胸腔下部有上界成弧形、凹面向上、外高内低，最高点在腋部的大片均匀致密阴影，平卧位摄片为整侧肺野透亮度降低。大量积液时，患者胸腔全部为致密均匀阴影，纵隔和气管推向健侧。积液常遮盖肺内原发病灶，故复查胸片应在抽液后。聚集于叶间裂或沿纵隔分布的积液表现类似于肿块。包裹性积液不随体位改变而变动，边缘光滑饱满，多局限于叶间或肺与横膈之间。液气胸的胸液上界为一水平面，上部透光，可见萎陷的肺组织。以肋骨为参照，可在胸部 X 线片上判断胸腔积液量。胸腔积液上缘在第 4 前肋间以下为少量胸腔积液；第 3 前肋和第 2 前肋之间为中等量胸腔积液；第 2 前肋以上为大量胸腔积液。

2. CT 检查

胸部 CT 检查可以显示少量胸腔积液，并能避免 X 线的结构重叠，能揭示被胸液遮盖、在 X 线平片上不能显示的肺内病灶和胸膜病变。另外，胸部增强 CT 可以清晰显示纵隔、气管和淋巴结情况。

3. 超声波检查

超声波检查探测胸腔积液的灵敏度高，定位准确。临床上是判断有无胸腔积液和指导胸膜腔定位穿刺的主要方法。能多次反复检查，随访疾病演变和治疗效果。

4. MRI 检查

目前 MRI 检查在诊断胸腔积液方面逊于 CT 和超声波检查。

5. 正电子发射计算机断层扫描（PET/CT）

PET/CT 通过测定组织器官摄取 FDG 值来评价病灶的代谢强度，能为确定和查找肿瘤及其转移病灶提供诊断依据，可帮助鉴别良、恶性胸膜疾病，对恶性肿瘤患者进行分期诊断并协助判断肿瘤复发和治疗评估、疗效随访。PET/CT 具有灵敏、准确、特异及定位精确等特点，临床应用日趋成熟。

（二）胸腔穿刺术和胸腔积液检查

对明确积液性质及病因诊断均至关重要，同时也可缓解患者症状，或同时进行胸膜腔局部治疗。疑为渗出液必须行胸腔穿刺，如有漏出液病因，则避免胸腔穿刺。不能确定时，也应行胸腔穿刺抽液检查。

1. 常规检查

（1）外观：漏出液多清澈透明，无色或淡黄色，静置不凝固，比重<1.018；渗出液因含红、白细胞、细菌或乳糜等呈浑浊、深浅不一的颜色，易有凝块，比重>1.018。血性胸液呈洗肉水样或静脉血样，多见于肿瘤、结核和肺栓塞。一般化脓性细菌感染时呈黄脓样、不透明和黏性的胸液，散发恶臭味提示厌氧菌感染。乳状胸液多为乳糜胸。巧克力样胸液考虑阿米巴肝脓肿破溃入胸腔的可能。黑色胸液可能为曲霉感染。黄绿色胸液见于类风湿关节炎。黄疸时呈深黄色。

（2）细胞计数和分类检查：胸膜炎症时，胸液中可见各种炎症细胞及增生与退化的间皮细胞。漏出液细胞计数常$<100\times10^6$/L，以淋巴细胞和间皮细胞为主。

渗出液细胞计数常>500×10^6/L，以白细胞为主。白细胞计数在（500～2 500）×10^6/L者，一般为结核性或肿瘤性胸液；>10 000×10^6/L者，常为化脓性感染。中性粒细胞为主提示急性化脓性炎症或结核性胸膜炎早期；淋巴细胞>0.50提示慢性炎症（结核为主）或肿瘤；淋巴细胞分型中，B细胞达50%以上提示淋巴细胞性白血病或淋巴瘤。嗜酸性粒细胞增多提示过敏性、寄生虫感染或结缔组织疾病，也可为胸膜腔内含空气或血液所致，如自发性气胸、反应性胸膜炎、胸部外伤、肺梗死后，良性石棉性胸膜炎和反复抽液后。胸液中红细胞达（5～10）×10^9/L时，可呈淡红色。肉眼血性者，红细胞计数一般在100×10^9/L以上，可为恶性肿瘤、结核、肺栓塞、外伤或胸腔穿刺时误伤血管等所致。胸液和循环血中血细胞比容与血红蛋白可帮助鉴别血性渗出液和血胸，前者很少有血红蛋白>10g/L、血细胞比容>10%。胸液血细胞比容/周围血液血细胞比容>0.5者，诊断为血胸。

2. 生化分析

（1）蛋白质：漏出液蛋白定量<30g/L，以白蛋白为主，黏蛋白定性试验（Rivalta试验）阴性；渗出液蛋白较多（>30g/L），多为浆液黏蛋白，定性试验阳性。

（2）pH和葡萄糖：正常胸液pH接近7.6。pH降低可见于肺炎并发的胸腔积液、脓胸、食管破裂、类风湿关节炎伴胸腔积液、结核性胸腔积液、恶性胸腔积液及全身酸中毒；pH<6.8，见于脓胸及食管胸膜瘘。漏出液和大多数渗出液中葡萄糖含量与血糖大致一致。但结核性、化脓性和恶性胸腔积液中葡萄糖含量可<3.35mmol/L，在类风湿胸腔积液中葡萄糖含量可<1.67mmol/L。

3. 酶活性测定

（1）腺苷脱氨酶（ADA）：ADA广泛存在于淋巴细胞和单核细胞内。ADA>45U/L有助于结核性胸腔积液的诊断，HIV并发结核时，ADA不高。肿瘤（淋巴瘤除外）ADA降低，甚至可<20U/L。

（2）LDH及其同工酶：化脓性胸液中LDH可>1 000U/L，均值可达正常血清的30倍，癌性胸液LDH约为自身血清的3.5倍，良性胸液约为自身血清的2.5倍。癌性胸液LDH及其同工酶LDH_2升高，而良性胸液以LDH_4和LDH_5升高为主。

（3）淀粉酶：胸液淀粉酶升高常见于急性胰腺炎、胰腺创伤及胰腺肿瘤。食管破裂引起胸液唾液淀粉酶升高。

（4）其他酶类：胸液透明质酸酶>8mg/L，提示间皮瘤可能。胸液中酸性磷酸酶水平升高提示前列腺癌胸膜转移。原发性小细胞肺癌胸膜转移时，胸液中神经元特异性烯醇化酶（NSE）升高。

4. 免疫学检查

（1）癌胚抗原（CEA）：胸液 CEA>15μg/L 或胸液/血清 CEA>1，提示恶性胸腔积液。CEA 在恶性胸液中早期即可升高，且比血清更显著。

（2）T 淋巴细胞亚群测定：结核性胸液中 T 细胞含量、CD3、CD4 细胞百分数和绝对数明显高于外周血；恶性胸液中 CD3、CD4 及 CD8 的绝对数和 CD8 的百分数明显低于外周血。

5. 微生物检查

渗出性胸液离心后做革兰染色或抗酸染色剂病原体培养分离，可确定感染性胸腔积液的病因。

6. 细胞学检查

恶性胸液细胞检查阳性率可达 50%~60%，常见于肺腺癌，次见于乳腺癌、淋巴瘤及白血病，反复多次查可提高检出率。胸液标本有凝块应固定及切片性组织学检查。胸液中恶性肿瘤细胞常有核增大且大小不一、核畸变、核深染、核浆比例失常及异常有丝核分裂等特点。胸液中间皮细胞常有变形，易误认为肿瘤细胞。结核性胸液中间皮细胞常<5%。肺癌或乳腺癌引起的胸液中 66.7%可找到恶性细胞，而淋巴瘤仅有 16.7%可找到恶性细胞。胸液细胞染色体组型分析呈现肺整倍体，假二倍体或标记染色体（如易位、缺失、倒置、等臂、线状或环状染色体等）时，常提示恶性胸液。液基薄层细胞学检查技术可进一步提高恶性细胞检出率，并可以进行细胞免疫组织化学染色，帮助鉴别恶性胸液原发肿瘤病灶的组织来源。

胸液中出现 LE 细胞提示系统性红斑狼疮；出现大量浆细胞提示多发性骨髓瘤；出现吞噬免疫复合物的多形核白细胞，即“RA 细胞”，提示类风湿关节炎胸腔积液。APUD 肿瘤（如神经母细胞瘤、类癌、小细胞肺癌）细胞中可见神经分泌颗粒。

7. 基因突变检测

部分小样本临床研究结果表明，采用 DNA 测序、ARMS 法等检测非小细胞肺癌转移性胸腔积液的表皮生长因子受体（EGFR）突变状况可作为患者接受 EGFR 酪氨酸激酶抑制剂（EGFR-TKIs）治疗的疗效预测和评估的生物标志物。

（三）经皮针刺胸膜活检术

对于原因不明的胸腔积液，可在胸腔穿刺抽液前行闭式针刺胸膜活检术。胸膜活检阳性率为 40%~75%。CT 引导下胸膜活检术诊断敏感度高达 87%，特异度达 100%，阳性预测值为 100%，阴性预测值为 80%。目前 Cope 钝端钩针和改良的 Abrame 切割针已广泛用于临床。

(四) 胸腔镜检查

胸腔镜可窥视胸膜病变，在直视下多处取活检，可取得的标本大，且可切除小病灶或封闭支气管胸膜瘘或做胸膜固定术，治疗慢性持续性胸腔积液。原因不明的胸腔积液病因诊断和慢性持续性胸腔积液的治疗是胸腔镜检查的主要指征。

四、胸腔积液的诊断步骤

(一) 确定有无胸腔积液

根据胸闷、胸痛、进行性加重的呼吸困难等临床症状，呼吸音降低或消失、叩诊浊音等体征，结合 X 线胸片、胸部 CT 或 B 超等辅助检查，明确有无胸腔积液。

(二) 鉴别漏出液和渗出液

符合下列三项标准中任何一项则为渗出液（Light's 标准，2010 年英国胸科学会成人单侧胸腔积液诊断指南）：①胸液总蛋白/血清总蛋白>0.5。②胸液 LDH>200U/L，或大于正常血清 LDH 最高值的 2/3。③胸液 LDH/血清 LDH>0.6（表 4-2 和表 4-3）。

表 4-2 渗出性胸腔积液与漏出性胸腔积液的鉴别诊断表（传统标准）

	渗出性胸腔积液	漏出性胸腔积液
病因	感染、恶性肿瘤、结缔组织疾病等	心功能不全、肝硬化、肾病综合征等
患侧	多为单侧	多为双侧
外观	颜色深，多浑浊，浆液纤维素色，脓性，血性，乳糜性，草绿色	透明或微混，浆液状，无色或淡黄色
凝固性	能自凝，沉淀	不自凝，沉淀少
比重	>1.018	<1.018
Rivalta	+	-
总蛋白量	>30g/L	<30g/L
细胞计数	$>500\times10^6$/L	$<100\times10^6$/L
细胞分类	中性粒细胞、淋巴细胞为主	淋巴细胞、间皮细胞为主
LDH	>200U/L	<200U/L
胸腔积液（LDH）/血清（LHD）	>0.6	<0.6

表 4-3　渗出性胸腔积液与漏出性胸腔积液的鉴别诊断表（Light's 标准）

	渗出液	漏出液
胸腔积液总蛋白/血清总蛋白	>0.5	<0.5
胸腔积液 LDH/血清 LDH	>0.6	<0.6
胸腔积液 LDH	>200U/L	<200U/L

（三）明确胸腔积液的病因

胸腔积液病因诊断流程如图 4-1 所示。

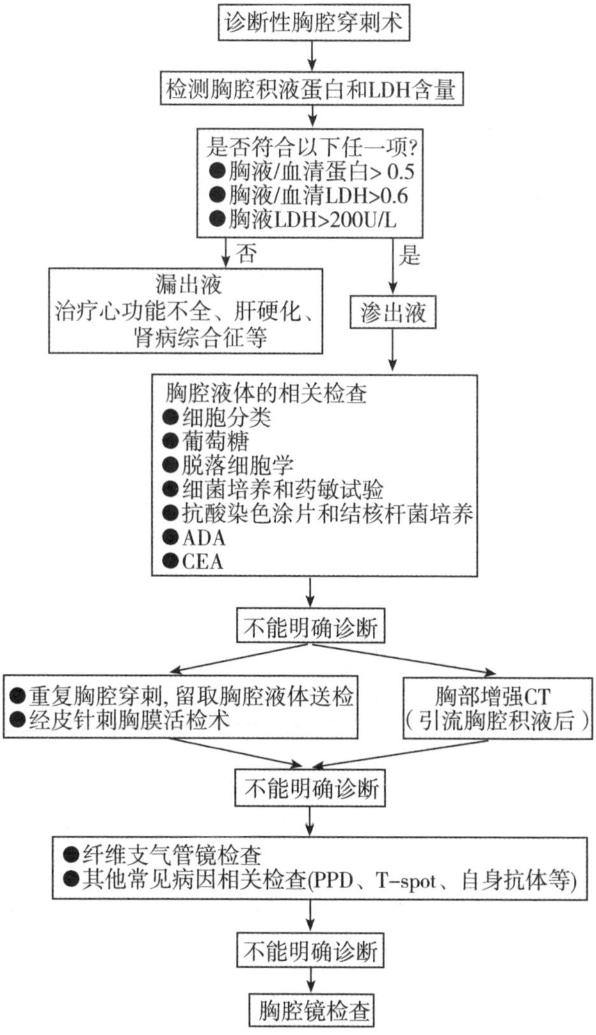

图 4-1　胸腔积液病因诊断流程

第五章

心血管系统疾病检验

第一节　动脉粥样硬化和冠状动脉粥样硬化性心脏病

动脉粥样硬化（AS）是多因素导致动脉壁增厚、弹性减弱和变硬，内膜灶性纤维性增高及粥样斑块形成，动脉管腔狭窄及易形成血栓，从而导致重要脏器血供障碍的疾病。心脏和脑血供需求高，冠状动脉和脑动脉管腔较细，故为AS缺血性并发症最常累及的器官。

一、动脉粥样硬化

1. 动脉粥样硬化的病因与发病机制

AS是需历时10余年的慢性进行性病理过程，曾先后提出脂质渗入学说、内皮细胞损伤学说、血栓形成学说、平滑肌细胞克隆学说等病理机制。但没有一种学说能单独解释AS发病机制。显然，AS发生是多因素综合作用的复杂过程，现将较公认的机制概括介绍如下。

（1）内皮细胞损伤和单核-巨噬细胞浸润及平滑肌细胞转移：各种原因导致血管肉皮细胞慢性炎性损伤、通透性升高时AS的起始病变。由此可激活内皮细胞核转录因子-κB（NF-κB），上调多种细胞因子表达。这些细胞因子除对单核细胞、血小板有趋化作用外，还参与AS的进一步病理变化。

在趋化因子作用下，单核细胞附着于损伤的动脉内皮，进而迁入内皮下层成为巨噬细胞。由此可发生下列变化：①巨噬细胞氧化修饰渗入动脉壁中的低密度脂蛋白（LDL），形成氧化LDL，并通过其表面的清道夫受体等大量摄入ox-LDL、Lp（a）等，形成泡沫细胞（FC），后者是AS早期病变脂纹的主要成分。②巨噬细胞合成及分泌大量细胞因子，释放溶酶体内水解酶和氧自由基，诱发或加重炎症反应。一方面导致巨噬细胞源性FC、内皮细胞、平滑肌细胞（SMC）损伤死亡，细胞碎屑和细胞外脂质形成 AS 粥样斑块，另一方面诱导 SMC 从中膜向内膜转移，由收缩型转化为分泌型并大量增殖。③分泌型 SMC 可大量分泌细胞外基质，构成粥样斑块的主要基质成分；并通过其表面受体大量摄取 LDL，形成 SMC 源性 FC；分泌多种 SMC 趋化和生长因子，促使更多 SMC 迁移和增殖，形成恶性循环。④巨噬细胞释放的基质金属蛋白酶、组织蛋白酶可水解粥样斑块的纤维蛋白帽，使稳定斑块变为易破碎的不稳定斑块，促进血栓形成。

（2）脂质的作用：胆固醇和胆固醇酯是粥样斑块主要成分。高脂血症尤其是高胆固醇血症时，一方面损伤内皮细胞，另一方面，血胆固醇可通过因各种原因损伤而通透性升高的内皮细胞，大量沉积于动脉壁。富含胆固醇的 LDL，特别是小而密 LDL（sd-LDL）亚型，以及经化学修饰的 ox-LDL、乙酰 LDL 和糖化 LDL，更具细胞毒性，亦更易被巨噬细胞和分泌型 SMC 摄取形成 FC。

根据流行病学资料显示，sd-LDL 增高人群患冠心病危险性比正常人群高 5 倍左右，但其检测十分不易，多年来人们一直致力于寻找一种简便、快捷的检测方法。2008 年王惠民等报道了应用芯片电泳法成功分离检测了 sd-LDL，该法具有良好的重复性，冠心病人阳性检出率达 70%，且整个检测过程 3 分钟内即可完成，该法有望成为临床常规检测 sd-LDL 方法之一。

此外，脂蛋白（a）[lipoprotein（a），Lp（a）] 可与纤溶酶原竞争与内皮细胞表面的结合，促进血栓形成；还可较长期存留于内皮细胞，促进其分泌细胞因子；自身亦可被氧化修饰，循上述清道夫受体途径参与 FC 形成。富含三酰甘油（TG）的乳糜微粒（CM）和极低密度脂蛋白（VLDL）经代谢后分别生成的富含胆固醇的 CM 残粒和中间密度脂蛋白（LDL），亦参与 AS 的形成。

高密度脂蛋白（HDL）因可将胆固醇从包括动脉壁在内的外周组织逆向转运至肝代谢，有抗 AS 形成作用。

目前认为血 LDL、LDL、VLDL、TC、TG 和 Lp（a）浓度升高，HDL 降低，与 AS 发病率呈正相关。

（3）血液凝集系统的激活及血栓形成：内皮细胞损伤后释放的多种促血小板黏附、活化因子，以及带负电荷的血管壁胶原组织暴露，均可激活血凝系统，促血小板黏附聚集，形成血栓，导致血管腔部分或完全阻塞。

2. 动脉粥样硬化的危险因素

自确定高脂血症为 AS 的危险因素以来，已先后提出百余种与动脉粥样硬化相关的危险因素，国际动脉粥样硬化学会（IAS）新近制定的“预防动脉粥样硬化性心血管疾病综合指南”中，将 AS 危险因素进行了以下分类。

（1）主要的独立危险因素：吸烟、糖尿病、高血压、高 LDL-C、有成年前发生 AS 家族史、年龄。

（2）潜在的危险因素：致 AS 饮食、超重/肥胖、缺乏体力活动、遗传影响。

（3）新显现的危险因素：①新脂质危险因素，高 TG、高 LDL、高 Lp（a）、高 ApoB、高 ApoCⅢ（脂蛋白残粒）、低 ApoAⅠ。②促血栓形成状态，高血小板凝集性、高血浆纤维蛋白原、纤溶酶原激活剂抑制物 1（PAI-1）和 D-二聚体、活化的凝血因子Ⅶ等。③促炎症状态，C 反应蛋白（CRP），白介素-6（IL-6）、可溶性细胞间黏附分子 1（sICAM-1），E-选择素和 P-选择素等。④胰岛素抵抗/糖耐量异常。

若同时存在多个危险因素（危险因素聚集），则相对危险度（RR）更高。此外，危险因素出现的年龄越小，RR 越高。除上文中列出的之外，文献报道的 AS 危险因素还有很多，如使用高雌激素剂量的避孕药、过量饮酒、性别（男性易发）、经常性应激状态、抑郁焦虑状态等。因冠心病是 AS 的一种特殊类型，因此凡是与 AS 有关的危险因素，也即是冠心病的危险因素。

图 5-1 比较了与临床生化检验有关的几种预测冠心病发生急性心肌梗死（AMI）危险因子的 RR。可看出单项以 CRP 价值最高，而 TC/HDL-C 比值优于单项脂质因素，CRP 和 TC/HDL-C 比值联合评价的 RR>5，值得推荐。

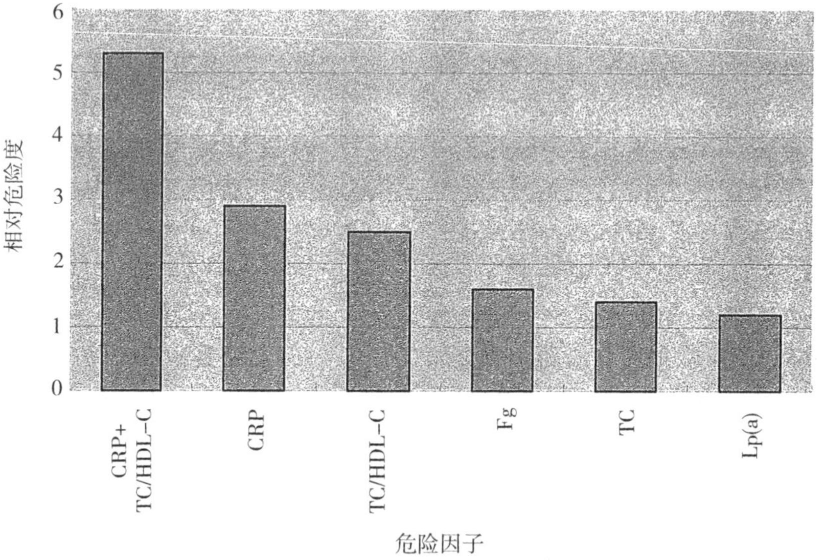

图 5-1　常用心肌梗死危险因子相对危险度比较

3. 动脉粥样硬化分期及临床表现

根据动脉硬化斑块的进程可将动脉粥样硬化的临床过程分为 4 期。

（1）无症状期或隐匿期：其过程长短不一，包括从较早的病理变化开始，直到动脉粥样硬化已经形成，但无器官或组织受累的临床表现。

（2）缺血期：由于动脉粥样硬化斑块导致血管狭窄器官缺血。根据管腔狭窄的程度及累及靶器官不同所导致的临床表现有所不同。如累及脑动脉可表现为记忆力减退、头晕、头痛和晕厥等症状，长期缺血可导致脑萎缩表现为痴呆及精神变态等；冠状动脉狭窄导致心肌缺血可表现为心绞痛。

（3）坏死期：由于动脉粥样硬化斑块导致血管腔内血栓形成而产生靶器官组织坏死的一系列症状。脑血管闭塞表现为脑梗死，出现头痛、眩晕、呕吐、意识丧失、肢体瘫痪、偏盲或失语等表现。冠状动脑闭塞表现为急性心肌梗死。肾动脉闭塞表现为肾区疼痛、少尿和发热等。肠系膜动脉栓塞可表现为剧烈腹痛、腹胀和发热，肠壁坏死时，可引起便血、麻痹性肠梗阻和休克等症状。下肢动脉闭塞可表现为肢体的坏疽。

（4）纤维化期：长期缺血，导致靶器官组织纤维化萎缩而引起症状。

4. 实验室检查

目前尚缺乏敏感而又特异的早期实验室诊断方法。患者可有脂代谢失常，主要表现为血 TC 增高、LDL-C 增高、HDL-C 降低、TG 增高、ApoB 增高、ApoA 降低、Lp（a）增高、脂蛋白电泳图形异常，90%以上的患者表现为Ⅰ型或Ⅳ型高脂蛋白血症。血液流变学检查往往示血黏滞度增高。血小板活性可增高。

高敏 C 反应蛋白（hs-CRP），又称超敏 C 反应蛋白。CRP 为 5 条多肽亚单位非共价键结合形成的盘状球蛋白，分子量 115～140kD。CRP 是由多种致炎因素刺激肝细胞和血管内皮细胞而产生，故在各种原因所致的急性炎症反应中，血浆 CRP 浓度急剧升高。由于 AS 是慢性炎症过程，只有检测到 CRP 轻度升高的状态才有价值。因此，建立了高灵敏度（灵敏度≤0.3mg/L）的 CRP 检测方法，确定其轻微升高，此即 hs-CRP 的由来。

CRP 在动脉粥样硬化中的作用可能包括以下 4 方面。

（1）CRP 和有关致炎因子结合后，可激活补体系统，促进单核细胞黏附和迁入内皮下层，形成巨噬细胞。

（2）促进巨噬细胞和分泌型平滑肌细胞大量摄入脂质，形成泡沫细胞。

（3）增强纤溶酶原激活抑制物的表达和活性。

（4）刺激多种参与动脉粥样硬化形成的细胞因子分泌。

高敏 C 反应蛋白的测定多采用其特异性抗体特别是高效价单克隆抗体的定量免疫学方法，包括免疫浊度法、ELISA 法、放射免疫法等。

参考区间：用于 AS 危险性评估时，hs-CRP<1.0mg/L 为低危险性，1.0～

3.0mg/L 为中度危险性，>3.0mg/L 为高度危险性。若 hs-CRP>10mg/L，则可能存在其他急性炎症，应在控制后重新测定。

hs-CRP 是 AS 炎症状态危险因子中目前唯一实际应用者。多项前瞻性研究均证实，hs-CRP 是一项重要的独立危险因素，其 RR 远远高于任何脂质因素，hs-CRP 和 TC/HDL-C 联合应用，RR 高达 5.2。另外，hs-CRP 亦是 AS 病变活跃、斑块破裂、血栓形成的标志。hs-CRP 升高的 UAP 患者中，35%发展为 AMI。因此，现推荐 CHD 尤其是 ACS 患者应常规监测 hs-CRP，以预测 AMI 和冠状动脉性猝死等严重冠状动脉事件的发生，hs-CRP 升高者需积极采取干预措施。

二、冠状动脉粥样硬化性心脏病

冠状动脉粥样硬化性心脏病，是指各种原因致冠状动脉粥样硬化，使管腔阻塞，导致心肌缺血、缺氧而引起的心脏病，它和冠状动脉功能性改变（痉挛）一起，统称为冠状动脉性心脏病（CHD），简称冠心病，又称缺血性心脏病（IHD）。临床主要表现为心绞痛和急性心肌梗死。

（一）心绞痛

心绞痛为冠状动脉绝对或相对供血不足，心肌急剧而短暂的缺血（氧）所致的临床综合征。主要分为稳定型与不稳定型。

1. 稳定型心绞痛

稳定型心绞痛（SAP）是由于劳累引起心肌缺血，造成胸部及附近部位的不适症状，伴心功能障碍，但没有心肌坏死。SAP 因其胸痛性质在 1~3 个月内稳定不变而得名，为最常见的心绞痛。

（1）发病机制：当冠状动脉的供血与心肌的需血之间发生矛盾，冠状动脉血流量不能满足心肌代谢的需要，引起心肌急剧的、暂时的缺血缺氧时，即发生心绞痛。一般来说，至少 1 支冠状动脉狭窄程度>70%才会导致心肌缺血。

（2）临床表现：以胸痛发作为主要临床表现。疼痛的特点为主要在胸骨体上段或中段之后，可波及心前区，有手掌大小范围，甚至横贯前胸，界限不很清楚。常放射至左肩、左臂内侧达无名指或小指，亦可至颈、咽或下颌部；胸痛常为压迫、发闷或紧缩性，也可有烧灼感，但不尖锐，偶伴濒死的恐惧感；发作常因体力劳动或情绪激动所诱发；疼痛出现后常逐渐加重，多在 3~5 分钟内渐消失，一般在停止诱发症状的活动后即缓解。

（3）实验室及相关检查：心电图检查是发现心肌缺血、诊断心绞痛最常用方法，可见心电图出现非特异性的 ST-T 改变。

2. 不稳定型心绞痛

不稳定型心绞痛（UAP）多在原有冠状动脉粥样硬化病变基础上，粥样斑块破裂、斑块内出血、血栓形成等，出现进展较快的阻塞加重或不完全阻塞所致。

（1）病因和发病机制：UAP 是由于粥样斑块破裂或糜烂并发血栓形成、血管收缩、微血管栓塞所导致的急性或亚急性心肌供氧减少所致。

（2）临床表现：心绞痛的性质、发生频率及持续时间呈进行性恶化，疼痛时间可持续长达 30 分钟。诱发心绞痛的体力活动阈值突然或持久地降低；出现静息性或夜间性心绞痛；胸痛放射至附近的或新的部位；发作时伴有新的相关特征，例如出汗、恶心、呕吐、心悸或呼吸困难。

（3）实验室检查：心肌酶学（CK-MB）常无异常增高，肌钙蛋白 T 或 I 可阳性，血清中血浆纤溶酶原激活物抑制剂（PAI-1）及纤维蛋白原浓度可升高，hs-CRP 可升高；肌钙蛋白及 hs-CRP 升高是预后较差的指标。

（二）急性心肌梗死

急性心肌梗死是急性心肌缺血性坏死，是在冠状动脉病变的基础上，发生冠状动脉血供急剧减少或中断，使相应的心肌因持久性缺血而发生的局部坏死。

1. 病因与发病机制

通常是在冠状动脉粥样硬化病变的基础上继发血栓形成所致。非动脉粥样硬化所致的心肌梗死可由感染性心内膜炎、血栓脱落、主动脉夹层形成、动脉炎等引起。

2. 临床表现

为严重持久（数小时乃至数天）的心绞痛样疼痛，多伴严重的心律失常、低血压或休克、急性左侧心力衰竭等。AMI 是严重高死亡率的危急症。

根据梗死灶的大小及部位，AMI 可分为 3 类：①透壁性 AMI：梗死灶累及心室壁全层。心电图可出现特征性异常 Q 波和 ST 段抬高，故又称 Q 波心肌梗死或 ST 段抬高心肌梗死。②灶性心肌梗死：梗死灶较小并灶性分布。多无 AMI 的典型胸痛及心电图改变。③心内膜下心肌梗死：梗死灶局限于心壁内 1/2 以内，呈小灶性但分布较广。一般亦无典型的 AMI 心电图改变。由于后两类心肌梗死常无 AMI 的典型心电图改变，统称非 Q 波心肌梗死。

值得注意的是，后两类 AMI 往往是透壁性心肌梗死前兆，如能及时治疗，可防止或减轻透壁性心肌梗死发生。但对于后两类 AMI，由于缺乏典型的心电图改变，仅凭临床症状和心电图难以确诊。而心肌损伤标志物的检测则对后两类 AMI 诊断有较大价值。

UAP 和 AMI 发生机制均为原有冠状动脉粥样硬化病变基础上，发生粥样斑块破裂、血小板迅速大量黏附、血管腔内血栓形成，或内膜下出血等。若仅为阻塞加重或不完全阻塞则为 UAP，而完全阻塞则发生 AMI。前瞻性研究发现，出现 UAP 患者 1 个月内 8%~16%可发生 AMI。因此，近年提出将 UAP 和 AMI 统称急性冠状动脉综合征（ACS）。

3. 实验室检查

（1）血清心肌酶。

a. 肌酸激酶（CK）及其同工酶 MB（CK-MB）：在起病 6 小时内增高，24 小时达高峰，3~4 天恢复正常；在诊断 AMI 中，CK 及 CK-MB 应用广泛，诊断性能优于 AST 和 LD 及其同工酶。为避免漏诊，现推荐患病入院时、3 小时、6 小时、9 小时各测定 1 次。AMI 发生后 6~12 小时，CK-MB 的敏感性可达 92%~96%。在无典型心电图改变和（或）梗死性心绞痛的 AMI 患者，约 80%可观察到 CK 及 CK-MB 升高。此外，其升高幅度和梗死面积有一定相关性，如血中水平再次上升很可能与再灌注或再梗死有关。

尽管长期以来临床上将 CK 与 CK-MB 作为心肌损伤标志，但在诊断性能上尚存在如下缺点：不能满足早期诊断要求，ROC 曲线揭示 AMI 患者入院后 6 小时内，总 CK 活性最佳临界点仅能达到 58%的敏感性和 62%的特异性，以 CK-MB 活性或质量为指标，虽有所提高，仍不令人满意；特异性不高，AMI 患者入院后 13~18 小时（峰值期），即便以 CK-MB 质量为指标，通过 ROC 曲线分析，诊断 AMI 的最佳临界点虽可达到 97%的敏感性，但特异性仅 90%；不能满意地反映微小心肌损伤：部分进行性恶化的 ACS 患者，不能检测到 CK 及 CK-MB 水平升高，影响对 AMI 及发生心性猝死的预测和早期干预。

b. 天冬氨酸氨基转移酶（AST）：在 AMI 发生后 6~12 小时血液中出现升高，24~48 小时达峰值，若无再损伤发生，5~7 天恢复正常水平。AST 诊断 AMI 的特异性仅 53%。由于 AST 分子较大，AMI 发生 6~12 小时后血清 AST 水平才出现升高，不能达到早期诊断、早期治疗的目的。因此，现在建议不再使用 AST 作为心肌损伤标志。

c. 乳酸脱氢酶（LD）：在心肌损伤发生后 8~12 小时，血中 LD 及 LD_1 始出现升高，3 天左右达峰值，8~12 天缓慢恢复正常。

LD 与 LD_1 作为 AMI 标志已很少应用，主要存在以下不足：①血中升高出现时间较迟，同工酶谱检测繁杂费时，一旦诊断为阳性已经丧失早期治疗机会。②特异性低，即便具有相对心肌特异性的同工酶 LD_1，在其他多种组织也有分布，尤其是红细胞中 LD 同工酶谱与心肌相似，多种器官系统病症亦可致血中 LD 和 LD_1 水平升高，任何原因所致溶血都可使血清 LD、LD_1 升高。③血中升高持续时间长，并且溶栓时多伴有溶血，不能用作再灌注标志。

（2）血和尿肌红蛋白（Mb）：在 AMI 发生 1 小时后，血中 Mb 水平即可高于参考范围上限；4~12 小时达峰值，可达参考范围上限的 8 倍以上。因其分子量小，可迅速从肾小球滤过排泄，如无再梗死发生，在24~36小时即降至正常。

AMI发生后2~4小时，Mb的诊断敏感性接近90%，特别是与心电图联合早期诊断AMI，可将阳性率由单用心电图的62%提高至82%。因此，Mb为最有价值的早期心肌损伤标志之一。在AMI发生4~12小时，其诊断AMI的敏感性可达100%，即Mb对AMI的阴性预测值为100%。在疑为AMI发生后3~6小时重复测定未见Mb升高者，可排除AMI，这是Mb的另一重要用途。此外，由于AMI后血中Mb上升和下降均迅速的特点，Mb亦是良好的判断心肌成功再灌注或发生再梗死的指标。

Mb作为心肌损伤标志的主要缺点：特异性易受干扰，因其没有器官组织特异性，骨骼肌中同样存在Mb，任何原因所致的骨骼肌损伤，甚至剧烈运动、肌内注射，均可致血清Mb升高；此外，休克、肾衰竭者，因Mb清除受阻，亦可出现血清水平升高，文献报道Mb诊断AMI的特异性为60%~95%；诊断窗口期短，因其达峰值后迅速下降，AMI发生16小时后测定Mb，易致假阴性。

（3）血心肌肌钙蛋白（cTn）T或I：在AMI发生后cTnI、cTnT大量释放至血中，心肌损伤后4~8小时升高，24~48小时达峰值，为参考区间上限的数十倍。cTnT在5~10天恢复正常；而cTnI则因为在血中大部分以cTnI-cTnC或cTnI-cTnC-cTnT二或三聚体形式存在，消除缓慢，需10~14天恢复正常（图5-2）。

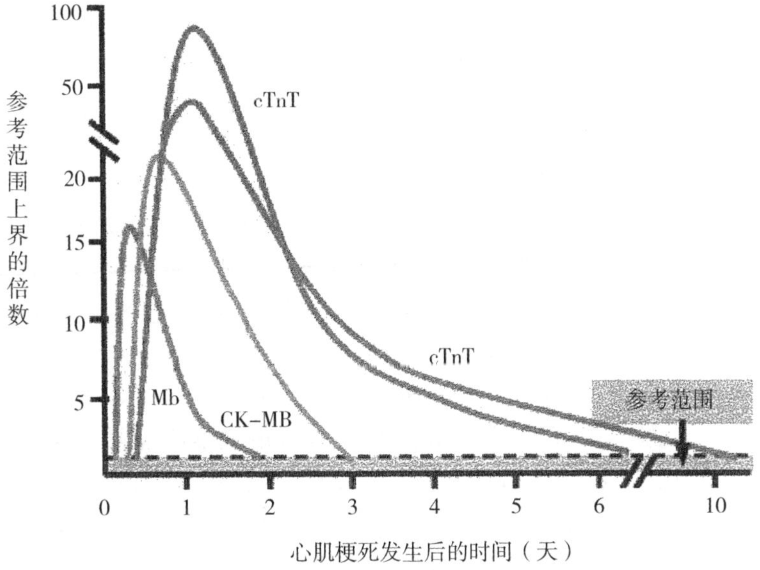

图5-2　心肌梗死后常用标志物血浆浓度动态变化

由于 cTnI、cTnT 的高度心肌特异性，二者为目前公认的 AMI 最佳确诊性标志。根据冲洗小峰的有无，亦可判断溶栓疗法成功否。二者血中浓度与心肌梗死的范围及预后存在良好相关性，可协助判断预后。此外，二者的诊断窗口期长，cTnT 约 7 天、cTnI 长达 10 天以上，故有利于诊断未及时就诊的 AMI。但由于前述血中浓度动态变化的特点，二者并非理想的早期诊断标志，在 AMI 发生后 6 小时内其敏感性远低于 Mb，也不及 CK-MB，6 小时后其敏感性达 80%以上，24 小时左右可达到 99%，此时若 cTnT 或 cTnI 仍正常，可排除 AMI。

基于高度心肌特异性和心肌含量高，cTnI、cTnT 也用于诊断心肌炎、UAP 等其他原因所致心肌微小损伤。

（4）研究中的心肌损伤标志物：当前心肌损伤标志物研究的焦点是寻找敏感、特异的早期损伤标志物。经初步临床验证，有应用价值的主要是脂肪酸结合蛋白和糖原磷酸化酶同工酶 BB 等。

a. 脂肪酸结合蛋白：脂肪酸结合蛋白（FABP）是至少 6 种功能相同的小分子（14 000~15 000 道尔顿）蛋白家族，存在于大量耗能的细胞质，在细胞内脂肪代谢中起着转运游离脂肪酸作用。AMI 发生后0. 5~1. 5小时即可检测到血中心型-FABP 显著升高，8 小时左右达峰值，可超过参考范围上限 10 倍以上，约 20 小时恢复正常。

b. 糖原磷酸化酶同工酶：糖原磷酸化酶（GP）为糖原分解代谢限速酶，催化糖原分解的第 1 步反应，生成 1-磷酸-葡萄糖。人 GP 为相同亚基组成的二聚体，包括 BB、LL 和 MM 3 种同工酶，分别由不同基因编码。糖原磷酸化酶同工酶 BB（GPBB）主要存在于脑和心肌，GPLL 主要分布于肝细胞，GPMM 则主要在骨骼肌。GPBB 因分子量较大（188 000 道尔顿），脑组织逸出的不能透过血-脑屏障，因此血 GPBB 主要来自心肌。

生理条件下，GPBB 在心肌细胞内主要以 GPBB-糖原复合物形式与肌浆网紧密结合。心肌细胞缺血（氧）状况下糖原分解活跃，使与之结合的 GPBB 变为游离型，扩散进入胞质积聚，一旦细胞膜因缺氧导致通透性增加即大量逸出。这是分子量较大的 GPBB 在心肌损伤早期即可升高的机制。AMI 发作 0. 5 小时后，即可检测到血浆有诊断价值的 GPBB 升高，6~8 小时达峰值，24~48 小时恢复正常。尤其是 AMI 发作后 2~3 小时，GPBB 的敏感性略高于 Mb。

c. 缺血修饰性清蛋白（IMA）：近年发现，在缺血时可因内皮细胞损伤、氧自由基大量生成等，导致血中清蛋白 N 端氨基酸改变，生成 IMA。心肌缺血缺氧数分钟即可检测到血中 IMA 升高，在判断早期心肌缺血状态上，优于现有的所有心肌标志。但任何器官组织缺血时均可产生 IMA，并非心肌特异性。此外，现只能利用其结合 Cu^{2+}、Co^{2+} 等金属离子能力的改变，通过化学比色法测定，易受干扰。其临床价值有待进一步验证。

表 5-1 总结了常用心肌损伤标志物的主要特点，供选择和解释结果参考。

表 5-1　常用心肌损伤标志物的主要特点

标志物	分子量（kD）	判断值	出现时间（h）	达峰时间（h）	升高倍数	恢复时间	临床应用
Mb	17.8	100μg/L	1~2	4~12	5~20	24~36 小时	心肌损伤早期标志
CK	86	200U/L	3~8	10~36	5~25	72~96 小时	横纹肌损伤标志物
CK-MB	86	25U/L，6μg/L	3~8	9~30	5~20	48~72 小时	心肌缺血损伤标志
cTnT	34.6	0.1μg/L	4~8	24~48	30~200	5~10 天	心肌缺血损伤标志
cTnI	24	1.0~3.5μg/L*	4~8	24~48	20~50	7~14 天	心肌缺血损伤标志
FABP	15	10μg/L	0.5~1.5	5~12	5~20	20 小时	心肌缺血早期标志
GPBB	188	7μg/L	0.5~4	6~8	5~15	24~48 小时	心肌缺血早期标志

注：* 不同厂家试剂盒间有较大差异。

三、心肌损伤标志物的临床应用及原则

1. 目前 AMI 诊断仍沿用 WHO 标准，即临床表现、心电图和实验室检查，三者中有两项阳性即可诊断。对临床表现和心电图均有明显改变者，在心肌损伤标志物检查结果报告前，应立即采取必要的诊治措施。

2. 在考虑 AMI 诊断时，心脏标志物检测结果的评价应结合临床表现（病史、体格检查）和心电图的检查结果。cTn 或 CK-MBmass 的检测值高于参考范围上限值的 ACS 患者存在心肌损伤，结合相应的临床表现、心电图检测结果，可以考虑诊断为 AMI，属高危险性。

3. cTnT 和 cTnI 是目前诊断心肌损伤灵敏性和特异性最好的生物化学标志物。

4. 心肌酶对 ACS 和 AMI 的诊断灵敏性和特异性均低于心肌蛋白，在不能进行 cTnT 和 cTnI 检测时，可以应用 CK-MB 质量测定，或再加测总肌酸激酶。其他心肌酶在诊断 AMI 时不再应用。

5. cTn 或 CK-MB 质量的检测值高于参考范围上限值，表明已存在心肌损

伤。若患者不存在心肌缺血的机制，应考虑其他引起心肌损伤的病因。

6. 要注意 AMI 时心肌损伤标志物的时相变化，AMI 诊断可应用两类标志物。一是早期标志物（Mb 和 CK-MB），在 AMI 发生 6 小时内血中即升高。二是确诊标志物（cTnT 和 cTnI），AMI 发生后6~12小时血中升高。

7. 临床表现怀疑 ACS 时，结合临床心肌损伤标志物的检测结果的判定。

（1）发病 6 小时内 Mb 阴性有助于排除 AMI。

（2）发病 24 小时内 cTn 检测值至少应有 1 次超过参考范围上限值（第 99 百分位点）。

（3）CK-MB 检测值至少两次超过特定的参考范围上限值（第 99 百分位点）。

（4）如不能检测 cTn 或 CK-MB 时，总 CK 检测值应超过特定参考范围上限值的 2 倍以上。

8. 已确诊为 AMI 的患者，临床观察了解疗程中有无再梗死及梗死范围，有无扩大时，Mb 和CK-MB 是较好的标志物。

第二节　高血压

高血压是以体循环动脉压增高为主要特点的临床综合征，是最常见的心血管疾病。可分为原发性及继发性两大类。在绝大多数患者中，高血压的病因不明，称之为原发性高血压（EH），占总高血压患者的 95% 以上；在不足 5% 患者中，血压升高是某些疾病的一种临床表现，其本身有明确而独立的病因，称为继发性高血压（SFI）。

一、病因与发病机制

1. 病因

高血压病因尚未完全阐明，目前认为是在一定的遗传基础上由于多种后天因素的作用使正常血压调节机制失代偿所致，以下因素可能与发病有关。

（1）遗传和基因因素：高血压的发病有较明显的家族聚集性，双亲均有高血压的正常血压子女（儿童或少年）血浆去甲肾上腺素、多巴胺的浓度明显较无高血压家族史的对照组高，以后发生高血压的比例亦高。

（2）饮食：①食盐，与高血压最密切相关的是 Na^+，人群平均血压水平与食盐摄入量有关，摄盐较高的人减少每日摄入食盐量可使血压下降。高钠促使高血压可能是通过提高交感张力增加外周血管阻力所致。②脂肪酸与氨基酸，降低脂肪摄入总量，增加不饱和脂肪酸的成分，降低饱和脂肪酸比例可使人群平均血压下降。③饮酒，长期饮酒者高血压的患病率升高，而且与饮酒量成正比。可能与饮酒促使皮质激素、儿茶酚胺水平升高有关。

（3）职业和环境：流行病学资料提示，从事高度集中注意力的工作、长期精神紧张、长期受环境噪声及不良视觉刺激者易患高血压病。

（4）其他：吸烟、肥胖者高血压病患病率高。

各国人群患病率均高达 10%以上，仅我国现就有约 1 亿名高血压患者，并且呈发生率上升、发病年龄提前的趋势。

2. 发病机制

EH 发生机制尚未完全清楚，现认为系遗传易感性和多环境因素综合作用而致。

（1）交感神经活性亢进：在高血压的形成和维持过程中交感神经活性亢进起了极其重要的作用。交感神经兴奋性增加，其末梢释放的儿茶酚胺增多，从而引起小动脉和静脉收缩，心排血量增加，改变正常的肾-容量关系，使血压升高。

（2）肾素-血管紧张素-醛固酮系统（RAAS）激活：肾小球入球动脉的球旁细胞分泌肾素，激活从肝产生的血管紧张素原，生成血管紧张素Ⅰ，然后经肺循环的转化酶生成血管紧张素Ⅱ（ATⅡ）。ATⅡ是 RAAS 的主要效应物质，作用于血管紧张素Ⅱ受体（AT_1），使小动脉平滑肌收缩，刺激肾上腺皮质球状带分泌醛固酮，通过交感神经末梢突触前膜的正反馈使去甲肾上腺素分泌增加，这些因素均可使血压升高，参与高血压发病并维持。

（3）肾潴留过多钠盐。

（4）内皮细胞功能受损。

（5）胰岛素抵抗：高血压患者约 50%存在不同程度胰岛素抵抗。

二、临床表现与分类

1. 临床表现

多数起病缓慢、渐进，一般缺乏特殊的临床表现。常见症状有头晕、头痛、颈项板紧、疲劳、心悸等，呈轻度持续性，在紧张或劳累后加重，多数症状可自行缓解。也可出现视物模糊、鼻出血等较重症状。约 1/5 患者无症状，仅在测量血压时或发生心、脑、肾等并发症时才被发现。血压随季节、昼夜、情绪等因素有较大波动，冬季血压较高、夏季较低；血压有明显的昼夜波动，一般夜间血压较低，清晨起床活动后血压迅速升高，形成清晨血压高峰。少数患者病情急骤发展，舒张压持续≥130mmHg，并有头痛、视物模糊、眼底出血、渗出和视盘水肿，肾损害突出，持续蛋白尿、血尿与管型尿。病情进展迅速，如不及时有效降压治疗，预后很差，常死于肾衰竭、脑卒中或心力衰竭。

2. 分类

见表 5-2。

表 5-2　血压的定义和分类

类别	收缩压（mmHg）		舒张压（mmHg）
理想血压	<120	和	<80
正常血压	<130	和	<85
正常高值	130~139	或	85~90
高血压			
1 级（轻度）	140~159	或	90~99
亚组：临界高血压	140~149	或	90~94
2 级（中度）	160~179	或	100~109
3 级（重度）	≥180	或	≥110
单纯收缩期高血压	≥140	和	<90
亚组：临界收缩期高血压	140~149	和	<90

三、实验室检查

1. 尿液检查

尿比密降低（<1.010）提示肾小管浓缩功能障碍。正常尿液 pH 在 5.0~7.0，原发性醛固酮增多症呈代谢性碱中毒，尿反呈酸性。尿微量白蛋白升高程度与高血压病程及合并的肾功能损害有密切关系，尿转铁蛋白排泄率更为敏感。

2. 血液生化检查

测定血钾、尿素氮、肌酐、尿酸、空腹血糖和血脂有助于发现相关的危险因素和靶器官损害。

3. 血浆肾素活性测定

现尚无特异敏感的 EH 实验诊断指标。当前进入临床应用的仅为 RAAS 中肾素活性测定。

肾素为肾小球旁细胞合成分泌的一种蛋白水解酶，可催化水解血管紧张素原生成血管紧张素Ⅰ，后者再经血管紧张素Ⅰ转化酶催化水解生成血管紧张素Ⅱ。血浆肾素测定以血管紧张素原为底物，检测肾素催化下生成血管紧张素Ⅰ的速率代表其水平。血浆肾素最好与醛固酮同时测定。

血浆肾素和醛固酮皆升高最常见于肾性高血压。也见于部分 EH，尤其是单用可升高血浆肾素水平的血管扩张药、钙通道阻滞药等降压药者。肾素降低而醛固酮升高，为原发性醛固酮增多症的确诊性指标。但使用转化酶抑制药治疗高血压、心力衰竭时出现血浆肾素活性升高而醛固酮减少。

第三节　心力衰竭

心力衰竭（HF）是指一种病理性生理状态，通常是由于心肌收缩力下降即心肌衰竭所致的一种临床综合征。此时心脏不能泵出足够的血液以满足组织代谢需要，或仅在提高充盈压后方能泵出组织代谢所需要的相应血量。以肺循环和（或）体循环淤血以及组织血液灌注不足为主要特征，又称充血性心力衰竭。HF 按发展速度可分为急性心力衰竭（AHF）和慢性心力衰竭（CHF）。

一、病因

任何影响心脏射血或充盈的结构性和功能性病变均可导致 HF 发生。包括各种原因所致的原发性和继发性心肌损伤、心脏收缩前和（或）后负荷过度、心室充盈障碍等。

二、临床表现

1. 慢性心力衰竭

（1）左侧心力衰竭：主要表现为肺循环淤血和心排血量降低所致的临床综合征。其主要症状为呼吸困难、咳嗽、咳痰和咯血，体力下降、乏力虚弱，早期可出现夜尿增多，严重左侧心力衰竭时心排血量重度下降、肾血流量减少而出现少尿、血尿素氮、肌酐升高等肾功能不全的相应表现。主要体征为活动后呼吸困难，周围血管收缩表现为四肢末梢苍白、发冷及指（趾）发绀及窦性心动过速、心律失常等交感神经系统活性增高征象，约 1/4 左侧心力衰竭患者发生胸腔积液。

（2）右侧心力衰竭：主要表现为体循环障碍为主的综合征。其主要症状为各脏器淤血和水肿所致的纳差、腹胀、恶心甚至呕吐、肝区疼痛、肾功能减退、呼吸困难等。主要体征为全心扩大，可出现肝颈静脉反流征、淤血性肝大和压痛、水肿、胸腔积液、腹腔积液等。

（3）全心衰竭：多见于心脏病晚期，病情危重。同时具有左、右侧心力衰竭的临床表现。

2. 急性心力衰竭

急性心力衰竭系指急性心脏病变引起心肌收缩力明显降低，或心室负荷加重而导致急性心排血量急剧降低，体循环或肺循环压力突然增高，导致组织器官灌注不足和急性肺淤血的临床表现。临床上以急性左侧心力衰竭最为常见，表现为急性肺水肿，重者伴心源性休克。

三、实验室检查

1. 常规检查

贫血是心力衰竭加重的显著因素，白细胞数量增加及核左移提示感染。尿常规及肾功能检查有助于肾疾病所致的呼吸困难和肾性水肿的鉴别。

2. 水、电解质的检测

低钾、低钠血症及代谢性酸中毒等是难治性心力衰竭的诱因。

3. 肝功能

有助于肝门静脉性肝硬化所致的非心源性水肿的鉴别。

4. B 钠尿肽（BNP）

又称脑钠肽检测，可作为心功能评估客观指标。BNP 是一种参与心血管系统和肾功能调节的活性多肽，其主要作用为：扩张血管，降低体循环和肺循环阻力，增加心排血量；减少肾素分泌，抑制 RAAS 系统，减少 ATⅡ生成和醛固酮释放；抑制垂体血管加压素（抗利尿激素）的分泌；直接作用于肾小管，促进水、钠排泄。

心室肌和脑细胞 1 号染色体上的 BNP 基因可表达 134 个氨基酸的前 BNP 前体，在胞内水解 26 个氨基酸的信号肽之后，108 个氨基酸的 BNP 前体（proBNP）释放至血中。在血中肽酶作用下，proBNP 进一步水解为 32 个和 76 个氨基酸的 BNP 与 BNP 前体 N 端肽（NT-proBNP），分子量分别为 4 000 和 10 000道尔顿。由于 BNP 和 NT-proBNP 在血中等摩尔生成，均可反映 BNP 分泌状况。BNP 半衰期为 20 分钟，血浆中可降解失去抗原性，导致假性降低。NT-proBNP 半衰期为 120 分钟，血浆中不会降解。若检测 BNP 在采集血液后应尽快完成，加入精氨酸蛋白水解酶抑制药或缓激肽抑制药可减少降解，延长标本保存时间。

心力衰竭患者无论有无症状，BNP 水平均明显升高，并且随心力衰竭的严重程度而成比例增高。因此检测血浆 BNP 可作为有效的心力衰竭筛选试验，并为心功能的分级提供客观依据。纽约心脏学会（NYHA）对心力衰竭分级及相应的 BNP 水平见表 5-3。

BNP 和 NT-proBNP 升高对 CHF、ACS、AMI 以及非心脏疾病患者的心功能风险分级价值，远高于其他任何临床体征，并对心力衰竭死亡有较高的预测价值。

表 5-3　NYHA 心力衰竭分级及相应的 BNP 水平

NYHA 分级	临床表现	BNP（ng/L）
NYHA Ⅰ	无症状心力衰竭	286±244
NYHA Ⅱ	代偿性心力衰竭	389±374
NYHA Ⅲ	失代偿性心力衰竭	640±447
NYHA Ⅳ	难治性心力衰竭	817±435

检测 BNP 和 NT-proBNP 有助于鉴别呼吸困难是否为心力衰竭所致。以 BNP 100ng/L 为分界值，是否心源性呼吸困难的阳性预测值为 80%，阴性预测值达 95%。BNP>230pg/mL，发生 CHF 相对危险性达 7.0。

但由于钠尿肽类为容量依赖性激素，除 HF 之外其他任何可导致水钠潴留、血容量增多的病症，亦可导致升高，如库欣综合征、原发性醛固酮增多症、肝硬化、肾衰竭等。因此，BNP 和 NT-proBNP 不能作为 HF 的唯一诊断指标。

第六章

胃、肠、胰相关疾病检验

第一节 胃炎

胃炎是指任何病因引起的胃黏膜炎症，常伴有上皮损伤和细胞再生。按临床的缓急和病程的长短，一般将胃炎分为急性胃炎和慢性胃炎。

一、急性胃炎病因与发病机制

急性胃炎是由多种病因引起的急性胃黏膜炎症。急性发病，常表现为上腹部症状。内镜检查可见胃黏膜充血、水肿、出血、糜烂（可伴有浅表溃疡）等一过性病变。病理组织学特征为胃黏膜固有层有中性粒细胞为主的炎症细胞浸润。

1. 药物

常见的有非甾体抗炎药（NSAID）阿司匹林、吲哚美辛等，某些抗肿瘤药物、口服氯化钾或铁剂等。这些药物直接损伤胃黏膜上皮层。

2. 应激

严重创伤、大手术、大面积烧伤、颅内病变、败血症及其他严重脏器病变或多器官功能衰竭等均可引起胃黏膜糜烂、出血，严重者发生急性溃疡并大量出血。

3. 乙醇

乙醇具有亲酯性和溶脂能力，高浓度乙醇可直接破坏胃黏膜屏障。

二、慢性胃炎病因与发病机制

1. 幽门螺杆菌感染

幽门螺杆菌具有鞭毛，能在胃内穿过黏液层移向胃黏膜，其所分泌的黏附素使其紧贴上皮细胞，其释放尿素酶分解尿素产生 NH_3 从而保持细菌周围中性环境，幽门螺杆菌的这些特点有利于其在胃黏膜表面定位。通过上述产氨作用、分泌空泡毒素 A（VacA）等物质而引起细胞损害；其细胞毒素相关基因（cagA）蛋白能引起强烈的炎症反应；其菌体胞壁还可以作为抗原诱导免疫反应。这些因素的长期存在导致胃黏膜慢性炎症。

2. 饮食和环境因素

长期幽门螺杆菌感染，在部分患者可发生胃黏膜萎缩和肠化生，即发展为慢性多灶萎缩性胃炎。但幽门螺杆菌感染者胃黏膜萎缩和肠化生的发生率存在很大的地区差异，如印度、非洲、东南亚等地人群的幽门螺杆菌感染率与日本、韩国、哥伦比亚等国相当甚至更高，但前者胃黏膜萎缩和肠化生发生率却远低于后者。我国地区间的比较也存在类似情况。世界范围的对比研究显示萎缩和肠化生发生率的地区差异大体与地区间胃癌发病率的差异相平行，这提示慢性萎缩胃炎的发生和发展还涉及幽门螺杆菌感染之外的其他因素，如饮食中高盐和缺乏新鲜蔬菜水果与胃黏膜萎缩、肠化生以及胃癌的发生密切相关。

3. 自身免疫

自身免疫性胃炎以富含壁细胞的胃体黏膜萎缩为主；患者血液中存在自身抗体如壁细胞抗体（PCA），伴恶性贫血者还可查到内因子抗体（IFA）；自身抗体攻击壁细胞，使壁细胞总数减少，导致胃酸分泌减少或丧失；由壁细胞分泌的内因子丧失，引起维生素 B_{12} 吸收不良而导致恶性贫血。

4. 其他因素

幽门括约肌功能不全时含胆汁和胰液的十二指肠液反流入胃，可削弱胃黏膜屏障功能。其他外源因素，如酗酒、服用 NSAID 等药物、某些刺激性食物等均可反复损伤胃黏膜。

三、实验室及相关检查

1. 胃镜及活组织检查

胃镜检查并同时取活组织做组织学病理检查是最可靠的诊断方法。

2. 幽门螺杆菌检测

幽门螺杆菌检查常用胃黏膜组织活检进行快速尿素酶试验、革兰染色镜检、ELISA 法检测血清抗体、^{14}C 呼气试验及 10% CO_2 分离培养。如果培养阳性即可确诊。消化性溃疡，胃及十二指肠黏膜分离培养阳性率分别为 57%～85% 及 86%～96%；慢性胃炎，胃黏膜分离培养阳性率 85%；十二指肠炎，分离培养阳性率高，如果在活动期可高达 100%。

^{14}C 呼气试验是检测幽门螺杆菌感染非常成熟的一种方法，其原理是幽门螺

杆菌的尿素酶能把尿素分解成 CO_2 和 NH_3，用不同的核素标记尿素分子中的碳原子和氮原子，然后让被试者口服一定量的标记尿素，定时收集呼出的气体或排出的尿液，检测其中标记 CO_2 和 NH_3 的排除率，即可准确地反映幽门螺杆菌在胃中的存在。幽门螺杆菌是人体胃部唯一富含尿素酶的细菌，口服的尿素均匀分布于胃内，胃内任何一处有幽门螺杆菌感染都能接触到尿素，故该法十分敏感和准确，是国际上公认的幽门螺杆菌诊断的“金标准”之一。

3. 自身免疫性胃炎的相关检查

疑为自身免疫性胃炎者应检测血 PCA 和 IFA 抗体，如为该病 PCA 多呈阳性，伴恶性贫血时 IFA 多呈阳性。血清维生素 B_{12} 浓度检测及维生素 B_{12} 吸收试验有助于恶性贫血诊断。当胃体黏膜出现明显萎缩时空腹血清胃泌素水平明显升高而胃液分析显示胃酸分泌缺乏（多灶性萎缩性胃炎血清胃泌素正常或偏低，胃酸分泌正常或偏低）。

4. 血清胃泌素 G17、胃蛋白酶原（PG）Ⅰ和Ⅱ测定

胃体萎缩者血清胃泌素 G17 水平显著升高、PGⅠ和 PGⅠ/PGⅡ比值明显降低；胃窦萎缩者血清胃泌素 G17 水平下降、胃蛋白酶原和Ⅰ（或）Ⅱ比值正常；全胃萎缩者则二者均低。

第二节　消化性溃疡

消化性溃疡（PU）是指消化道暴露于胃酸及胃蛋白酶的任何部位的溃疡，因其发生与胃酸及胃蛋白酶的“消化作用”有关而得名。溃疡的黏膜缺损超过黏膜肌层，不同于糜烂。人群中消化性溃疡患病率高达 5%~10%，以发生在胃和十二指肠最为多见，分别称之为胃溃疡和十二指肠溃疡。

一、病因与发病机制

消化性溃疡的病因及发病机制尚未完全清楚，目前比较一致的观点是：对胃和十二指肠黏膜有损害作用的攻击因子与黏膜自身防御因子之间失去平衡则可致病。胃溃疡以防御因子作用减弱为主要致病因素，而十二指肠溃疡以攻击因子作用增强为主要致病因素。

1. 攻击因子作用增强

胃黏膜经常遭受内源性或外源性损伤因子的攻击，内源性者主要是盐酸、胃蛋白酶及胆盐；外源性者主要为食物成分、细菌感染、药物、乙醇等。

（1）幽门螺杆菌感染：1982 年，Marshall 和 Warran 从慢性活动性胃炎患者的胃窦黏膜标本中分离培养出幽门螺杆菌（Hp），发现 Hp 是导致多种上消化道

疾病包括慢性胃炎和消化性溃疡的主要病因之一。Hp 为一种微需氧、带鞭毛的螺旋形革兰阴性菌。Hp 可借助其螺旋状菌体及鞭毛结构特点穿透其他细菌不易通过的胃黏膜表面不溶性黏液层而定居于胃的黏液层。Hp 能分泌高活性的尿素酶，分解组织内尿素产生氨。氨可使胃黏膜的跨膜电位下降，抑制 Na^{+}-K^{+}-ATP 酶活性，阻止 H^{+}由黏膜内向胃腔主动转运，促使胃腔 H^{+}逆向扩散而致溃疡形成。氨增多还能干扰胃酸对胃泌素的反馈抑制，导致胃泌素分泌增多和壁细胞增生，促进胃酸分泌。

（2）胃酸和胃蛋白酶：局部溃疡的形成是胃壁或十二指肠壁组织被胃酸和胃蛋白酶消化的结果，这种自我消化过程是溃疡形成的直接原因。

（3）某些化学因素的损伤作用：某些药物如阿司匹林等非甾体消炎药（NSAID）可引起胃黏膜的损害。这些药物除了对胃肠黏膜的直接刺激和损伤外，还能通过抑制内源性前列腺素的合成、降低胃和十二指肠黏膜血流量以及削弱胃黏膜屏障功能使胃黏膜的保护作用受到损害。

乙醇可引起胃黏膜微静脉收缩，导致血流淤滞及黏膜缺血，破坏胃黏膜屏障；还能抑制环氧合酶活性而阻碍前列腺素的合成。

2. 防御因子功能减弱

（1）胃黏膜保护功能减弱：胃黏膜屏障和黏液-HCO_3^- 屏障完整是胃黏膜保护的结构基础。若黏膜细胞自身受损及攻击因子的作用使黏膜屏障功能破坏，则引起 H^{+}的回渗，加速自身消化，从而导致溃疡的形成。

（2）胃黏膜血供障碍：正常胃黏膜血流对维持黏膜内正常酸碱度、增强黏膜抵抗力具有重要作用。胃黏膜屏障功能正常必须依靠充足的血液供应。胃黏膜血供减少后，胃黏膜抵抗力降低，易受胃酸侵蚀，常引起胃黏膜溃疡。

（3）其他防御因子作用减弱：胃黏膜合成的内源性前列腺素能抑制胃酸的分泌，刺激胃黏液、糖蛋白及 HCO_3^- 分泌，引起血管扩张增加血流量，促进胃黏膜细胞内 DNA、RNA 和蛋白质合成，增强胃黏膜上皮对攻击因子的抵抗力。表皮生长因子（EGF）能抑制胃酸分泌，促进黏膜细胞和壁细胞增殖，增强细胞保护作用。生长抑素（SS）能够抑制胃酸、胃泌素的分泌，具有保护胃黏膜作用。上述防御因子若合成、分泌减少，必将减弱胃黏膜的保护功能，促进溃疡的形成。

二、实验室检查

1. 胃酸测定

胃酸是引起胃和十二指肠黏膜损伤的主要因素。十二指肠溃疡患者常有胃酸分泌过多，其基础胃酸分泌量（BAO）和最大胃酸分泌量（MAO）均明显增高。有高胃酸分泌的十二指肠溃疡患者发生出血、穿孔等并发症的机会较大；十二指肠溃疡手术后若 BAO>5mmoL/h、MAO>15mmoL/h 时，应考虑溃疡复发的可能。胃溃疡患者胃酸分泌多正常或稍高于正常，但有些患者胃酸分泌不增反降，可能原因是这些患者胃黏膜结构的缺陷使 H^+ 自胃反向弥散入黏膜。

2. 幽门螺杆菌（Hp）检测

胃溃疡患者 Hp 检出率可达 72%~100%，十二指肠溃疡为 73%~100%。Hp 检测还有助于观察溃疡愈合及复发情况。

3. 胃蛋白酶原和胃蛋白酶测定

血清 PGⅠ高者易发生十二指肠溃疡，而胃溃疡患者多为 PGⅡ增高、PGⅠ/PGⅡ比值降低。胃溃疡时胃蛋白酶多为正常，十二指肠溃疡时胃蛋白酶明显增高。

4. 血清胃泌素测定

胃溃疡患者血清胃泌素较正常人稍高，而十二指肠溃疡患者餐后应答较正常人为强。血清胃泌素水平一般与胃酸分泌成反比，高胃泌素血症的胃溃疡患者基础胃酸分泌不高，甚至可降低。

第三节　胰腺炎

胰腺炎可分为急性和慢性两类。急性胰腺炎可复发但一般不会进展为慢性；而慢性胰腺炎为慢性损害引起，即使已将病因去除，仍持续存在并常有发展。

一、急性胰腺炎病因与发病机制

急性胰腺炎（AP）是指各种原因所致胰腺内酶原群激活，发生胰腺自身及其周围脏器的自我消化而引起的炎症性疾病，是一种常见的急腹症。临床上根据病理变化一般分为单纯水肿型和出血坏死型两类。前者常见，以突发的上腹部疼痛、恶心、呕吐及血清、尿淀粉酶升高为主要表现，病程 1 周左右，预后良好。后者少见，但病情严重，易并发休克、腹膜炎等，病死率高。

1. 梗阻与反流

约 50%的急性胰腺炎由胆道结石、炎症和胆道蛔虫引起，尤以胆结石最为常见。上述疾病可引起壶腹部梗阻，及胆汁潴留超过胰管压力，倒流入胰管，激活胰酶。

2. 酗酒和暴饮暴食

可使胰液分泌过多，酗酒还可引起十二指肠乳头水肿与 Oddi 括约肌痉挛，如伴呕吐可导致十二指肠内压骤增，引起十二指肠液反流激活胰酶而致病。

3. 感染

肝胆炎症时病原菌可通过淋巴管进入胰腺，也可发生血行感染，或肠道细菌由寄生虫携入胰管。一些急性传染病如流行性腮腺炎、病毒性肝炎以及柯萨奇病毒感染等可伴有 AP。

4. 内分泌与代谢障碍

任何引起高钙血症的原因（如甲状旁腺肿瘤、维生素 D 过量等）均可产生胰管钙化、增加胰液分泌和促进胰蛋白酶原激活。家族性高脂血症可使胰液内脂质沉着，引发 AP。

5. 药物

一些药物如利尿药、肾上腺皮质激素、四环素、硫唑嘌呤等通过不同机制对胰腺造成毒性损害。

6. 手术与创伤

损伤胰腺血管、胰胆管造影（ERCP）也可引发 AP。

各种病因引起的急性胰腺炎虽然致病途径不同，但却具有共同的发病过程，即胰腺各种消化酶被激活所导致的自身消化作用。

二、慢性胰腺炎病因与发病机制

慢性胰腺炎（CP）是由各种原因引起的胰腺组织结构和功能持续性、进行性和不可逆性损害。其临床表现主要为长期反复发作的腹痛、腹泻、消瘦、糖尿病等。慢性胰腺炎的发病因素与急性胰腺炎相似，主要有胆道疾病、酒精中毒、甲状旁腺功能亢进、高脂血症、手术和外伤、遗传因素等，大多由急性胰腺炎长期存在或反复发作而致。

此外，尚有 10%～30%病因不明的特发性胰腺炎。

三、实验室检查

胰腺疾病的生物化学诊断方法近年来虽有很大发展，但都有一定的局限性，胰腺酶和胰外分泌功能试验仍是常用的诊断方法。胰腺酶检测包括淀粉酶、脂肪酶、蛋白酶等。胰腺外分泌功能主要用于诊断慢性胰腺炎及胰腺癌等病变所致的胰外分泌功能障碍。

1. 酶学检测

（1）淀粉酶：血清淀粉酶测定是急性胰腺炎的重要诊断指标之一，淀粉酶活性升高的程度与胰腺炎损伤程度不一定成平行关系，但活性愈高，诊断的正确率愈高。慢性胰腺炎早期淀粉酶活性可一过性增高，后期可不增高或增高不明显。

（2）脂肪酶：血清脂肪酶活性在急性胰腺炎发病后 2～12 小时升高，24 小时达峰值，一般可持续 8～15 天。脂肪酶活性升高与淀粉酶基本平行，特异性高于淀粉酶。肾小球滤过的脂肪酶可被肾小管全部重吸收，所以尿中一般测不到脂肪酶活性。因脂肪酶在急性胰腺炎病程中持续升高的时间比淀粉酶长，故测定血清脂肪酶可用于急性胰腺炎后期的诊断，特别是在血清淀粉酶和尿淀粉酶已恢复正常时，更有诊断意义。此外，有些疾病如腮腺炎伴发腹痛时，可用脂肪酶作鉴别诊断，因为单纯腮腺炎时，只表现为淀粉酶升高而脂肪酶正常。

（3）胰蛋白酶：虽然胰液中含有大量的胰蛋白酶，正常时却很少进入血循环。血清放免法测定参考值<400μg/L，急性胰腺炎时可增高 10～40 倍，阳性率约为淀粉酶的两倍。检测尿中的胰蛋白酶原-2 方法简单。灵敏度高，与胰腺炎的严重程度有很好的相关性。有研究报道急性胰腺炎发作时尿胰蛋白酶原-2 检测的特异性为 95%，敏感性为 94%，优于淀粉酶，是一个比较敏感而特异的诊断指标，可作为急诊时的筛选试验。

（4）磷脂酶 A_2：磷脂酶 A_2 由胰腺腺泡合成，以前磷脂酶 A_2 的酶原形式由胰腺分泌，其激活时在氨基端裂解下来的一段多肽称为磷脂酶 A_2 活性肽（PLAP）。急性胰腺炎时磷脂酶 A_2 活性升高，其升高水平与疾病严重程度、预后密切相关，诊断急性坏死型胰腺炎的敏感性为 75%，特异性为 78%，阳性预测值为 71%。PLAP 的浓度可反映磷脂酶的激活情况，利用放免法测定尿 PLAP 的峰值出现在急性胰腺炎发作后 12～24 小时，且与疾病的严重程度呈正相关，是较灵敏的诊断指标。

2. C 反应蛋白（CRP）

C 反应蛋白是组织损伤和炎症的非特异性标志物，近期的研究揭示 CRP 水平对急性胰腺炎的早期诊断很有价值，并有助于评估病情的严重程度。以 CRP 浓度 120mg/L 作为区别水肿型和坏死型急性胰腺炎的临界值，其诊断准确率达 85%。CRP 测定方法简便，适合作为胰腺炎患者的常规检查。其他急性时相反应蛋白如 α_2-巨球蛋白、纤维蛋白原、α_1-抗胰蛋白酶、α_1-抗糜蛋白酶等对急性胰腺炎的诊断价值与 CRP 相似。

3. 其他生化检查

暂时性血糖升高常见，可能与胰岛素释放减少和胰高血糖素释放增加有关。持久的空腹血糖>10mmoL/L 反映胰腺坏死，提示预后不良。高胆红素血症可见于少数患者，多于发病后的 4～7 天恢复正常。血清 AST、LDH 可增加。暂时性低钙血症（<2mmoL/L）常见于重症急性胰腺炎，低血钙程度与临床严重程度平行，若血钙<1.5mmoL/L 以下提示预后不良。AP 时可出现高三酰甘油血症，这种情况可能是病因或是后果，后者在急性期过后可恢复正常。

4. 胰腺外分泌功能试验

分为直接试验和间接试验，直接分泌试验是利用胃肠激素直接刺激胰腺测定胰液和胰酶的分泌量作为判断胰腺疾病的参数。间接试验是应用试餐刺激胃肠分泌胃肠激素进而测定胰腺外分泌功能，或者基于胰腺功能降低使粪便中未吸收食物（蛋白、脂肪）增加，血液、粪便中酶含量降低，一些合成物质（月桂酸荧光素、核素标记底物）在肠腔被胰酶分解，通过测定血液、尿液、粪便、呼气中这些被水解物质的浓度降低程度来评估胰腺外分泌功能。主要有下列试验。

（1）胰泌素试验：用胰泌素刺激胰腺后，观察胰液分泌量，HCO_3^- 和胰酶的含量。如 HCO_3^- 排出<10mmoL/20min，或胰液量<80mL/20min 则提示分泌功能受损。

（2）Lundh 试验：用特定饮食刺激胰腺分泌，从双腔管抽吸胰液，测定其中某些胰酶的活力。此方法费时，繁琐，现渐少用。

（3）胰功肽试验（N-苯甲酰-L 酪氨酰对氨苯甲酸，简称 BT-PABA 试验）：BT-PABA 是一种人工合成肽，口服后经胰液的作用可分解成 PABA，自小肠吸收而从尿液中流出。当胰腺外分泌功能减退，糜蛋白酶分泌不足时，可致尿液 PABA 含量减少，约为正常量的 60%。此方法简便易行，近来多用。

（4）血清胆囊收缩素-胰泌素（CCK-PZ）含量测定：免疫法测定血液中 CCK-PZ 含量为当前诊断 CP 的较好方法。由于本病胰酶分泌减少，对 CCK-PZ 的反馈性抑制消失或减弱，故血清中 CCK-PZ 浓度明显高于参考值（60pg/mL）。

第四节　胰腺癌

胰腺癌是恶性程度很高的消化道肿瘤，由于胰腺的解剖位置比较深，早期癌肿不易发现，且该病的症状无特异性，癌肿呈多中心扩散，是预后最差的恶性肿瘤之一。近年来，胰腺癌发病率在国内外呈上升趋势，每 10 年约增加 15%。

一、病因与发病机制

病因与发病机制至今未明。临床资料分析表明，可能是多种因素长期共同作用的结果，大量吸烟、饮酒、饮咖啡者，糖尿病患者，慢性胰腺炎患者发病率较高，胰腺癌的发生率也可能与内分泌有关，其根据是男性发病率较绝经期前的女性为高，女性在绝经期后则发病率上升，长期接触某些化学物质如F-萘酸胺、联苯胺、烃化物等可与胰腺癌有关。遗传因素与胰腺癌的发病也有一定关系。

分子生物学研究提示：癌基因激活与抑癌基因失活以及 DNA 修复基因异常在胰腺癌的发生中起重要作用，如 90%的胰腺癌患者可有 K-ras 基因第 12 密码的点突变。

二、实验室检查

1. 糖蛋白类抗原标志物

与胰腺癌诊断相关的糖蛋白类抗原主要有 CA19-9、CA242、CA50、CA72-4 等。其中，CA19-9 是目前临床上最有诊断价值也是应用最多的一种肿瘤相关抗原，其血清临界值为 37kU/L，肿瘤普查的分界值为 120kU/L，高于此值者，应高度怀疑胰腺癌。CA19-9 诊断胰腺癌的敏感性超过 90%，但特异性较低，约 75%，胆、胰良性疾病、胃肠道良、恶性病变时也可升高。血清 CA19-9 水平也是判断预后的重要指标，如果肿瘤切除后 CA19-9 降至正常，预后较好。CA242 的血清分界值为 20kU/L，诊断胰腺癌的敏感性为 74%，特异性为 91%，虽然与 CA19-9 相比敏感性稍差，但特异性较高，且在良性肝、胆、胰疾病时升高不如 CA19-9 显著，是较好的胰腺癌诊断指标。

2. 基因类标志物

胰腺癌相关的原癌基因主要有 K-ras、C-myc、C-fos 等，其阳性表达与胰腺癌关系最密切的为 K-ras。通过细针穿刺活检获得胰组织进行 K-ras 突变的检测其阳性率可在 90%以上，远高于其他肿瘤的突变率。抑癌基因 p53、p16 在 50%以上的胰腺癌中存在失活现象。约 70%胰腺癌存在 p53 突变。

3. 其他标志物

乳铁蛋白是一种含铁黏蛋白，存在于胰液和其他外分泌液中，胰腺癌患者胰液中的乳铁蛋白占胰液总蛋白的浓度百分比较慢性胰腺炎呈明显降低，是临床鉴别胰腺癌和慢性胰腺炎的方法之一。

第七章
肝脏疾病检验

第一节　慢性肝炎

慢性肝炎（CH）不是一种独立的疾病，而是一组由多种病因所致的临床病理综合征。CH 临床表现轻、重程度差别很大，既有特异的临床表现，也有共同的临床表现，轻者无临床症候，重者出现肝衰竭。急性肝炎病程超过 6 个月，或原有乙型、丙型、丁型肝炎或 HBsAg 携带史，本次又因同一病原再次出现肝炎症状、体征及肝功能异常者可以诊断为 CH。

一、慢性病毒性肝炎

在我国 CH 大多数是由乙型和丙型肝炎病毒感染而引起，药物性肝炎次之，而自身免疫性肝炎较少见。前者占 80%左右。

1. 病因

可导致 CH 的因素较多，在我国主要为嗜肝病毒所致。

（1）病毒感染：乙型、乙型+丁型、丙型肝炎病毒、其他未知病毒。

（2）药物：异烟肼、甲基多巴、呋喃妥因、丙硫氧嘧啶、双醋酚酊、乙醇等。

（3）免疫性：自身免疫性肝炎（AIH）、原发性胆汁性肝硬化（PBC）、原发性硬化性胆管炎（PSC）。

（4）遗传及代谢性：Wilson 病、α_1-抗胰蛋白酶（α_1-AT）缺乏症、脂肪肝。

（5）其他：CH（隐源性）、特殊类型 CH。

2. 临床表现

中华医学会修订的《病毒性肝炎防治方案》中，根据肝功能损害的程度结合临床表现，分为轻、中、重 3 种程度。

（1）轻度：临床症状、体征轻微或缺如，肝功能指标仅 1 项或 2 项异常。

（2）中度：症状、体征、实验室检查介于轻度和重度之间。

（3）重度：有明显或持续的肝炎症状，如乏力、食欲缺乏、腹胀、尿黄、稀溏大便等，伴有肝病面容、肝掌、蜘蛛痣、脾大并排除其他原因，且无肝门脉高压症者。实验室检查：血清丙氨酸氨基转移酶（ALT）和（或）天冬氨酸氨基转移酶（AST）反复或持续升高，血清蛋白（A）降低，球蛋白（G）明显升高，A/G 比值异常。除上述条件外，凡血清 Alb≤32g/L、血清胆红素大于正常上限 5 倍、凝血酶原时间活性（PTA）40%～60%、胆碱酯酶（CHE）<2 500U/L，4 项指标中有任何 1 项达上述程度者，即可诊断为重度。

3. 实验室检查

（1）血清酶学：①血清 ALT 是反映肝损伤的一个很灵敏的指标，临床上主要用于肝疾病的诊断。一般而言，急性肝炎时血清 ALT 高低与临床病情轻重相平行，且往往是肝炎恢复期最后降至正常的酶，是判断急性肝炎是否恢复的 1 个很好指标；而在 CH 时，AST 升高超过 ALT，计算 DeRitis 比值，即 AST/ALT 之比，对于急、慢性肝炎的诊断、鉴别诊断以及判断转归有特别价值。急性肝炎时 DeRitis 比值<1，CH 时 DeRitis 比值>1。②在慢性肝细胞损伤时，卵磷脂胆固醇酰基转移酶（LCAT）、胆碱酯酶（CHE）活性因酶合成减少而降低。③γ-谷氨酰基转移酶（GGT）在反映慢性肝细胞损伤时常较转氨酶敏感。因 GGT 存在于肝细胞微粒体中，当慢性肝病有活动性病变时，诱导微粒体 GGT 合成增加，导致其活性升高。在急性肝炎恢复期 ALT 活性已复常，如发现 GGT 活性持续升高，提示肝炎慢性化；CH 即使 ALT 正常，如 GGT 持续不降，在排除胆道疾病情况下，提示病变仍在活动；肝细胞严重损伤，微粒体破坏时，GGT 合成减少，故重症肝炎晚期或肝硬化时 GGT 反而降低。④乳酸脱氢酶（LD）：临床上测定 LD 及其同工酶可用于肝疾病的诊断和鉴别诊断。CH 时 LD_5 升高，且 LD_1<LD_3。

（2）胆红素：通常血清胆红素水平与肝细胞坏死程度相关，但需与肝内和肝外胆汁淤积所引起的胆红素升高鉴别。肝衰竭患者血清胆红素常呈进行性升高，而血清转氨酶下降，甚至正常。出现胆红素与 ALT 和 AST 相悖的“胆-酶分离”现象，提示疾病预后不良。

（3）凝血酶原时间及活动度：凝血酶原时间（PT）是反映肝脏凝血因子合成功能的重要指标，PTA 是 PT 的计算指标。二者对判断疾病进展及预后有较大价值，近期内 PTA 进行性降至 40%以下为肝衰竭的重要诊断指标之一，20%患者提示预后不良。

（4）血清蛋白水平：血清 Alb 代表肝合成功能，反映肝储备功能。CH 时血清 Alb 下降，A/G 比值降低，甚至倒置。

（5）甲胎蛋白：甲胎蛋白（AFP）是胎儿体内出现的一种碱性“胚胎性”蛋白，出生后迅速下降至正常水平。慢性肝病 AFP 明显升高往往提示癌变，可用于监测肝癌发生。但 AFP 升高也可提示大量肝细胞坏死后的肝细胞再生，是重症肝病预后良好的标志。临床应用时应注意 AFP 升高的幅度、持续时间、动态变化及其与 ALT、AST 的关系，并结合患者的临床表现和 B 超等影像学检查结果进行综合分析。CH 实验室检查异常程度见表 7-1。

表 7-1　慢性肝炎实验室检查异常程度参考指标

项目	轻度	中度	重度
ALT 和（或）AST（U/L）	≤正常 3 倍	>正常 3 倍	>正常 3 倍
总胆红素（μmol/L）	≤正常 2 倍	>正常 2~5 倍	>正常 5 倍
Alb（g/L）	>35	32~35	<32
A/G 比值	>1.4	1.0~1.4	<1.0
PTA（%）	>70	70~60	40~60
CHE（U/L）	>5 400	4 500~5 400	≤4 500

二、自身免疫性肝炎

自身免疫性肝炎（AIH）是一种病因不明的肝慢性炎症，以高免疫球蛋白血症、循环自身抗体为特征。AIH 典型患者往往是 15~35 岁年轻女性（80%）或闭经期女性，但男性和儿童也可发病。起病往往隐匿，约 50%以上的患者就诊时伴有黄疸。常见食欲减退、乏力、恶心、体重下降、腹痛、瘙痒、关节痛。多数闭经期前妇女见闭经、鼻出血、牙龈出血和皮下出现紫癜。主诉右上腹痛，并有压痛，约有 20%的患者伴有低热。AIH 常并发肝外自身免疫性疾病。

1. AIH 的分类与特点

（1）分类：自身抗体为 AIH 的特殊标志，根据自身抗体可将 AIH 分三型。Ⅰ型：最常见，以抗核抗体（ANA）和（或）平滑肌抗体（SMA）阳性为特征；Ⅱ型：一般多发生于儿童及青年，儿童期发病超过 50%，其特征是出现抗肝-肾微粒体 1 型抗体（抗 LKM1）和（或）抗肝细胞胞质抗原 1 型抗体（抗 LC1）；Ⅲ型：特征为抗可溶性肝/肝-胰抗原抗体（抗 SLA/LP）阳性。

（2）特点：①女性多见（女∶男>8∶1）。②高球蛋白血症，伴有器官特异性抗体（如肝细胞膜抗体、抗肝细胞脂蛋白抗体、抗 LKM1 等）。③器官非特异性自身抗体（如 ANA、SMA 等）。④家族常伴有各种自身免疫性疾病，如溶血性贫血、溃疡性结肠炎、甲状腺炎等。⑤肝组织学有明显活动性病变。⑥发病与 HLA-B_8/DR_3 有明显的遗传连锁性。⑦各种嗜肝病毒血清标志物阴性。⑧应用免疫抑制药治疗有一定效果，可缓解病情。

2. 病因及发病机制

AIH 的病因和发病机制尚未明确，目前认为遗传易感性是主要因素，AIH 存在明显的家族成员集中发病现象。近年发现嗜肝病毒感染伴有自身免疫现象，认为这些病毒有可能诱发 AIH，病毒的感染可能是病变的启动因子，特别是发现Ⅰ型单纯疱疹病毒可能是某些 AIH 的诱发因素，这类 AIH 主要见于儿童。

此外，发现一些药物可诱发与 AIH 类似疾病。如酚丁、甲基多巴、呋喃妥因、替尼酸、二肼屈嗪、双氯芬酸，以及新近认识到的米诺环素。

3. 实验室检查

（1）生化检测：①AIH 转氨酶升高要比胆红素和碱性磷酸酶（ALP）升高显著得多；有症状的患者 ALT 常高于正常 10 倍以上，ALT 常高于 AST。②血清胆红素中度升高，但有些 AIH 病例则表现为胆汁淤积，以高水平结合胆红素并伴有 GGT 与 ALP 上升为特点，此时应注意与肝外阻塞、淤胆型病毒性肝炎、PBC、PSC 的鉴别。③高 G 血症，尤其是 γ-G 和 IgG 的升高，儿童常见 IgA 的不完全缺乏。Alb 正常，总蛋白升高亦不少见。高 G 血症为多克隆性，很少为单克隆性升高，这对于鉴别诊断有重要价值。

（2）血清免疫学检查：这对确诊、鉴别诊断和分型十分重要。主要包括：①ANA：30%~50%AIH 患者阳性，是Ⅰ型 AIH 的特征。②抗 LKM1：20%AIH 患者出现阳性，是Ⅱ型 AIH 的标志。③SMA、抗 SLA 和抗-LP：见于 ANA 和抗 LKM1 阴性 AIH。④鉴别 PBC，特别是在其他自身抗体均为阴性时，可检测抗线粒体抗体（AMA）。⑤估计疗效和预后，可做肝活体组织免疫组化检查，如 HAV-IgM、HBsAg、抗 HCV 等，排除甲型、乙型或丙型肝炎病毒感染。

在 PBC、PCS、Wilson 病及血色素沉着症等疾病也可出现不同的自身抗体，此时应注意鉴别诊断。

第二节　肝纤维化与肝硬化

肝纤维化是一种可逆的创伤修复反应，其特征是细胞外基质（ECM），特别是胶原成分过度积累，ECM 包括胶原、非胶原糖蛋白、蛋白多糖及弹性硬蛋白等。它不是一个独立的疾病，而是许多慢性肝病的共同病理过程，发生在几乎所有的慢性肝损伤之后。肝星状细胞（HSC）的活化是肝纤维化过程的中心事件。现在逐渐明确的是，不仅肝纤维化可逆，而且肝硬化可能也是可逆的。然而，到底肝纤维化或硬化的哪一阶段将不再可逆，目前还不清楚。

如果肝组织弥散性纤维化同时伴有肝小叶结构的破坏（假小叶形成），则称为肝硬化（LC），是慢性肝损害的末期表现。

一、病因及发病机制

1. 病因

（1）感染性：如乙型、丙型和丁型病毒性肝炎，血吸虫病、先天性或三期梅毒等。

（2）遗传性和代谢性：如血色病、Wilson 病、α_1-抗胰蛋白酶缺乏症等。

（3）化学毒物性：慢性 ALD，慢性药（毒）物性肝病。

（4）免疫性：AIH、PBC、PSC 等。

（5）其他：慢性充血性心力衰竭、非乙醇性脂肪肝、原（继）发性胆道梗阻、肉芽肿性肝脏疾病。

2. 形成机制

（1）缺氧和炎症刺激导致胶原纤维合成增强：肝中含量较高的胶原成分包括Ⅰ、Ⅲ、Ⅳ、Ⅴ、Ⅵ、Ⅷ和Ⅹ，而肝纤维化时以Ⅰ型及Ⅲ型胶原增加为主。

（2）细胞因子：Kuffer 细胞分泌的多种细胞因子可调节肝细胞再生和胶原合成。同时，细胞再生和胶原形成之间的平衡还涉及许多遗传因素，这已成为肝细胞对损伤反应的独立病原因素。此外，细胞外基质中纤维连接蛋白（FN）的沉积、肝细胞和胆管上皮细胞内角蛋白异常表达等都与肝纤维化有关。

（3）无论何种病因，被激活的 HSC 是肝瘢痕最关键的细胞来源。

二、临床表现

肝纤维化临床表现差异极大，轻症可无临床表现，重者可出现黄疸、腹腔积液、肝门静脉高压、出血倾向与肝性脑病等证候。肝纤维化进一步发展形成 LC，根据病情轻重，可分为代偿性与失代偿性。

1. 代偿性

症状轻且无特异性，常见的有乏力和消化道症状，如食欲减退、腹胀、厌油、嗳气等。肝区疼痛较常见，肝轻度大、质偏硬，脾大。这些症状多因劳累、感染而诱发，经适当休息、治疗可缓解。

2. 失代偿性

（1）全身症状：乏力为早期症状，体重下降往往随病情进展而逐渐明显。

（2）消化道症状：食欲缺乏为常见症状，腹腔积液是 LC 由代偿转化为失代偿的重要标志之一，可伴有腹胀、腹泻和腹痛。

（3）出血倾向：可有牙龈、鼻腔出血，皮肤紫癜，女性月经过多等，主要与肝合成凝血因子减少及脾功能亢进所致血小板减少有关。

（4）内分泌紊乱症状：男性可有性功能减退，女性还可出现闭经。

（5）侧支循环开放：是肝门静脉高压症的特征性表现。多种并发症包括：①食管-胃底静脉曲张破裂出血，为最常见并发症。②感染。③肝性脑病，为最常见的死亡原因。④电解质、酸碱平衡紊乱。⑤原发性肝癌。⑥肝肾综合征。⑦肝肺综合征。⑧肝门静脉血栓形成。

三、实验室检查

1. 肝功能相关实验

（1）蛋白质代谢：Alb 降低、A/G 倒置，血清蛋白电泳中可见 α_2 和 γ-G 增加；肝实质损害使凝血因子合成障碍，导致 PT 延长，且 Vit K 不能纠正；氨基酸代谢紊乱，芳香族氨基酸升高，而支链氨基酸下降。

（2）糖代谢：可继发糖代谢紊乱，表现为葡萄糖耐量受损或肝源性糖尿病。

（3）脂肪代谢：LC 时内源性胆固醇合成减少，酯化作用减弱，导致血浆中胆固醇浓度降低，胆固醇酯含量减少。

（4）胆红素及 BA 代谢：血清胆红素不同程度升高；BA 代谢障碍，导致血清 BA 浓度升高。

（5）血清酶活性：转氨酶轻至中度升高，以 ALT 升高较明显，肝细胞严重坏死时则 AST 升高更明显，LC 时 DeRitis 比值≥2；临床上测定 LD 及其同工酶可用于肝脏疾病的诊断和鉴别诊断，LC 时仅表现 LD_2 下降和 LD_5 升高。

（6）其他功能：LC 晚期易出现低钠、低钾、低镁、低钙等电解质紊乱现象。

2. 胶原、基质成分代谢的相关检测

（1）透明质酸（HA）：慢性肝病时，肝间质母细胞增生，合成 HA 明显增多，同时肝细胞受损，对血中 HA 摄取及降解障碍。正常参考区间为 2～115ng/mL。

（2）层黏蛋白（LN）：是细胞外间质中基膜的主要成分。肝纤维化倾向时，LN 合成和沉积大大增加。正常参考区间为 48～114ng/mL。

（3）Ⅲ型前胶原（PCⅢ）：其血清中含量反映肝纤维化的程度和活动性。正常参考区间为 41～163ng/mL。

（4）Ⅳ型胶原（CⅣ）：是血管基膜的主要成分，肝纤维化倾向时，血中 CⅣ型胶原明显增多。正常参考区间为 13～74ng/mL。

3. 细胞因子

细胞因子在肝纤维化发展过程中发挥重要作用，其中较重要的有：转化生长因子-β（TGF-β）、肿瘤生长因子-α（TNF-α）、表皮生长因子（EGF）以及结缔组织生长因子（CTGF）等。

迄今为止，还没有任何单一胶原或细胞因子可作为纤维化的理想标志物，因此临床常用多种指标联合检测，如强调 HA、PCⅢ、CⅣ以及 LN 等联合应用。

第三节　酒精性肝病

酒精性肝病（ALD），也称乙醇性肝病，是由于长期大量饮酒所致。初期通常表现为脂肪肝，进而可发展成酒精性肝炎、酒精性肝纤维化和酒精性肝硬化。本病在欧美等国多见，近年我国的发病率也有上升。

一、病因及发病机制

乙醇主要通过其代谢产物乙醛致肝细胞坏死、继发炎症导致肝纤维化。

1. 乙醛毒性作用

乙醛是乙醇在肝内代谢的中间产物，其毒性作用表现如下。

（1）引起肝细胞线粒体损伤，使呼吸链和脂肪酸氧化能力降低；同时降低线粒体乙醛代谢率，导致乙醛浓度再次上升，线粒体功能进一步削弱，呼吸链和脂肪酸氧化能力进一步降低，形成恶性循环。

（2）与儿茶酚胺缩合形成四氢异喹啉，此是成瘾原因。

（3）使 5-羟色胺代谢障碍，产生四氢-β-咔啉，引起酒后各种精神障碍。

（4）内源性儿茶酚胺释放，刺激交感神经，可能是引起酒精性心肌病的一个原因。

（5）对肝和脑辅酶 A 活性具有抑制作用，还能抑制脑内 Na^+-K^+-ATP 酶活性。

（6）导致慢性饮酒者维生素 B_6 缺乏。

（7）引起酒精戒断症状等。

2. NADH/NAD^+ 比值改变

乙醇在体内经乙醇脱氢酶催化生成乙醛，再通过乙醛脱氢酶氧化生成乙酸。此反应产生大量 H^+，将 NAD^+ 还原为 NADH，导致 NADH/NAD^+ 比值增加，进而产生一系列代谢紊乱。如丙酮酸被增多的 NADH 还原成乳酸，易致乳酸性酸中毒。

3. 对糖、蛋白质、水电解质、维生素及药物代谢的影响

过量的乙醇在机体内还可引起酒精性低血糖、蛋白质代谢障碍、水电解质平衡紊乱、维生素代谢及药物代谢紊乱等。

4. 酒精性肝损伤

包括酒精性脂肪肝、酒精性肝炎，少数可发展为肝硬化。

（1）酒精性脂肪肝发病机制：①大量摄入乙醇，通过儿茶酚胺作用引起末梢组织脂肪动员增加，同时伴有高脂血症发生。②$NADH/NAD^+$比值增大，增加磷酸二羟丙酮向α-磷酸甘油的转化，合成三酰甘油的原料增多；同时，乙酰辅酶A过剩，脂肪酸合成和酯化增强。③$NADH/NAD^+$比值增大，使三羧酸循环受抑制和脂肪酸氧化降低。④脂蛋白合成及分泌减少。

（2）酒精性肝炎发病机制：①乙醇和乙醛造成线粒体损伤，导致肝细胞坏死。②酒精性肝损伤时，肝内脂肪量增加，胞液蛋白质储留和分泌障碍，主要为Alb和转铁蛋白。③乙醇引起的代谢亢进造成耗氧量增加，缺氧进一步加重肝细胞坏死。④乙醇在微粒体氧化过程中，氧自由基的增加可使细胞膜或亚细胞膜上脂质过氧化，引起肝损伤。⑤酒精性肝损伤时，可有细胞因子、炎症介质及免疫机制参与。

二、临床表现

ALD患者的临床表现没有特异性，患者可无明显症状，部分酒精性LC患者因并发症就诊或体格检查时被偶然发现。ALD患者也可出现乏力、食欲减退、体重减轻、腹胀、恶心、肝区隐痛不适或皮肤、巩膜黄染等症状。

体格检查可无明显异常，肝大是ALD患者最常见的体征，可见于75%以上的患者。其他表现有脾大、腹腔积液、肝性脑病；食管胃底静脉曲张所致胃肠道出血；凝血因子异常所致出血倾向；厌氧菌所致自发性腹膜炎；男性乳房发育、睾丸萎缩和激素失调引起男性阴毛呈女性分布、蜘蛛痣、肝掌、腮腺肿大和掌挛缩。而黄疸的发生率则随疾病的进展而增加。肝门静脉高压可能与肝窦状隙压缩有关。另外，少数ALD患者可表现为发热而无明确感染证据，这可能与乙醇诱导的细胞因子有关。

三、实验室检查

目前尚无对ALD既高度敏感又特异的诊断标志物。许多指标可用于ALD检测，结合长期酗酒史及临床表现可以作出ALD诊断。

1. 血清酶活性的改变

（1）血清转氨酶升高：ALD患者AST及ALT可轻度升高，一般<300U/L；AST升高更明显，DeRitis比值>2；这有助于鉴别ALD和病毒性肝炎及其他肝疾病。对于转氨酶显著增高（>300U/L）的嗜酒者，即使DeRitis比值>2，仍应考虑急性非酒精性肝损伤。DeRitis比值>3强烈提示ALD，AST和ALT比值在1

和 2 之间则与病毒性肝炎和 LC 有重叠。

（2）线粒体 AST（ASTm）和谷氨酸脱氢酶（GLDH）活性升高：GLDH 主要定位于肝细胞线粒体中，因此，当乙醇对肝细胞线粒体有损害时，血清 GLDH 及 ASTm 明显升高。

（3）GGT 显著上升：是慢性乙醇肝损伤较为特异的指标。其增高的机制有二，一方面是因肝细胞损伤所致，另一方面是乙醇有诱导微粒体酶作用，诱导 GGT 增高。

（4）ALP 不同程度升高。

2. 血液乙醇浓度测定

血乙醇检测方法通常有酶法、呼气法、干化学法和气相层析法。由于乙醇易挥发，所以采集后的标本应立即密封并及时检测。乙醇检测方法学原理及方法学评价如下。

（1）酶法：有乙醇氧化酶法和乙醇脱氢酶法两种。氧化酶法是基于乙醇经氧化酶催化生成乙醛和 H_2O_2，后者经 Trinder 反应生成红色醌亚胺，500nm 波长比色，以标准对照可计算出乙醇含量；脱氢酶法是利用乙醇脱氢酶催化乙醇和 NAD^+ 氧化成乙醛和 NADH，在 340nm 波长测定 NADH 生成量，再推算出乙醇含量，此法适合于自动分析仪检测。

（2）气相层析法：可测定血清或全血乙醇含量，方法准确可靠。

（3）呼气法：呼出气体中的乙醇，使试剂或仪器中的重铬酸离子还原成绿色铬离子，表面乙醇氧化成乙酸，利用红外比色计测定吸光度值，计算出乙醇含量。此法用于交通违规者现场初筛。

3. 其他

90%患者血中出现转铁蛋白异质体（一种无糖基结合的转铁蛋白）；此外，非特异性的检查：高尿酸血症、高乳酸血症、高三酰甘油血症和低血糖等；免疫球蛋白：IgG 和 IgA 升高；电解质紊乱：低钾、镁和磷。

第四节　原发性肝癌

肝癌分原发性和继发性两种。原发性肝癌（PHC）可分为来源于肝细胞的肝细胞癌（HCC），来源于胆管上皮的胆管细胞癌以及来源于二者的混合型肝癌。PHC 中 90%以上为 HCC。继发性肝肿瘤均为恶性，系由其他脏器的癌瘤转移到肝，或继发肝内转移，因此又被称之为转移性肝癌。

一、病因及发病机制

关于 PHC 的病因学，无论是流行病学或实验室研究，都集中在病毒感染、

LC、黄曲霉毒素（AFT）、遗传因素及环境和其他因素等方面。

1. 肝炎病毒感染

流行病学和实验室研究结果支持 HBV 与 PHC 之间有着明显且特异的关系。统计资料表明，80%的 PHC 患者有持续的 HBV 感染，PHC 发生率与 HBV 携带状态的流行存在正相关，应用分子杂交和基因克隆技术证实多数 PHC 患者，恶性细胞有 HBV-DNA 整合现象，有人认为 HBV-DNA 在肝细胞中整合是癌基因表达的前提。另外，HCV 与 LC、肝癌的关系更密切。

2. 肝硬化

LC 与 PHC 之间的密切关系，约 70%的 PHC 患者伴有 LC。在我国 PHC 主要在病毒性肝炎后 LC 基础上发生，在欧美国家常在酒精性 LC 的基础上发生。已经提出 LC 恶变病理机制的两种解释：一是 LC 本身就是一种癌前疾病，不需其他因素作用，可由增生、间变而发展为癌。二是 LC 时肝细胞的增殖周期加快，使细胞对外界环境致癌因素的敏感性增加，易引起 DNA 损伤从而导致恶变。

3. 黄曲霉毒素

AFT 产生于黄曲霉菌。对许多动物来说，AFT 是最重要的肝脏致癌剂，其机制可能是通过环氧化作用与 DNA 发生共价连接。

4. 遗传因素

不同种族人群肝癌发病率不同。在同一种族中，肝癌的发病率也存在着很大的差别，常有家族聚集现象，但是否与遗传有关，有待研究。

5. 其他危险因素

如肝寄生虫病，寄生于肝小胆管可诱发原发性胆管细胞癌；一些化学物质如亚硝胺类、偶氮芥类、有机氯农药、胶质二氧化钍、酒精等均是可疑的致癌物质；某些药物如口服避孕药；某些遗传性疾病如 α_1-AT 缺陷症、遗传性血色病、迟发性卟啉皮肤病等。

二、临床表现

PHC 发病隐匿，早期缺乏典型症状，当患者就诊时，大部分都属于中晚期。

1. 症状

肝区疼痛；全身性表现，如乏力、消瘦、食欲减退、恶心、呕吐、腹胀、腹泻或便秘，尤以食欲减退与腹胀更常见；LC 征象；肝大；黄疸，黄疸常是胆管细胞癌首见症状。PHC 患者出现黄疸，则是晚期临床表现；伴癌综合征，主要表现为自发性低血糖症、红细胞增多症等；转移灶及并发症。

2. 体征

肝大是 PHC 最常见体征；肝动脉杂音，约 20%的患者在肝上方可听到动脉杂音；腹腔积液；脾大；腹壁静脉曲张；慢性肝病体征：在有晚期 LC 的 PHC 患者中十分突出。表现有慢性肝病面容、蜘蛛痣、肝掌、男性乳房发育和睾丸萎缩；Budd-Chiari 综合征。

三、实验室检查

一般可将肝癌标志物分为 3 类：一类对肝癌有较高诊断价值。如 AFP 和异质体、GGT 同工酶Ⅱ（GGTⅡ）及异常的未羧基化凝血酶原（DCP）等。AFP 不仅诊断特异性较强，还有助于疗效及预示复发的监测。GGTⅡ、DCP 虽不及 AFP 敏感，但与 AFP 联合检测诊断价值显著提高；一类对肝癌诊断有一定价值，其特异性不高。如 α-L-岩藻糖苷酶（AFU）和 α_1-AT。这类指标与 AFP 联合检测时对 AFP 阴性肝癌有辅助诊断作用；另一类对肝癌诊断有一定提示作用。如 5′-核苷酸磷酸二酯酶（5′-NPD）同工酶Ⅴ、醛缩酶（ALD）同工酶 A、同工铁蛋白（IF）等。

1. 甲胎蛋白（AFP）

AFP 是胎儿期由胎肝和卵黄囊所合成的糖蛋白，正常人血清 AFP<25μg/L（RIA 或 ELISA 法）。临床意义如下。

（1）约 70%PHC 患者血清 AFP 升高。AFP 含量越高，提示肿瘤分化差，恶性程度高，病情重，术后远期生存率低。

（2）病毒性肝炎、LC 患者血清 AFP 可有不同程度升高，但大多<100μg/L，其原因是肝细胞的再生又重新具备合成 AFP 的能力，随着受损肝细胞修复，AFP 会逐渐恢复正常。动态观察血清 AFP 与 ALT 有助于 PHC 鉴别。如二者同步升高，但持续时间不长，随着 ALT 的恢复，AFP 亦随之下降至正常，则活动性肝病可能性大；如二者曲线分离，ALT 下降或恢复正常后，AFP 不但不降，反而明显升高，则多为 PHC。

（3）其他疾病：妊娠、生殖系胚胎源性肿瘤、胃癌、胰腺癌、结肠癌、胆管细胞癌及妊娠等，血清 AFP 含量也可轻度升高。

2. AFP 异质体

PHC、转移性肝癌、胚胎细胞瘤和良性活动性肝病均可合成 AFP，但其糖链结构不同，对凝集素的结合力亦不相同。这种不同糖链结构的 AFP 称为 AFP 异质体。检测 AFP 异质体的凝集素常用的有刀豆素 A（ConA）和扁豆凝集素（LCA）。采用亲和电泳或亲和层析技术，将人血清 AFP 分为 LCA 或 ConA 结合型和非结合型。临床意义：良性肝病血清中的大部分 AFP 属 LCA 非结合型，而

PHC 产生的 AFP 与 LCA 结合型不同程度增高，而非结合型比例较低。卵黄囊肿瘤和转移性肝癌，AFP 则主要为结合型。LC 或 PHC 患者血清中与 ConA 结合的 AFP 占大部分，而卵黄囊肿瘤和转移性肝癌患者血清，不能与 ConA 结合的 AFP 占比例更高（常为 50%或更高）。这样，可用 LCA 结合试验来鉴别良恶性肝病，而用 ConA 结合试验以鉴别 PHC 与转移性肝癌。

3. 血清酶学（GGT）

GGT 的活性在胎肝和 PHC 中极高，提示 GGT 的胚胎性活力在肝癌细胞中得到恢复。用聚丙烯酰胺凝胶电泳（PAGE）可将血清 GGT 同工酶分为 12~13 条区带。其中 PHC 特异的是Ⅱ、Ⅱ'、Ⅰ带。在 AFP 高浓度的 PHC 患者中，GGTⅡ的检出率更高。即使在 AFP 低浓度 PHC 患者中，GGTⅡ也有较高的阳性率。肝癌时 DeRitis 比值≥3。LD 及其同工酶可用于鉴别诊断，肝癌时 LD_5 升高，但 $LD_1>LD_3$。

4. 异常凝血酶原（DCP）

由于 DCP 分子氨基端特定位置上的谷氨酸残基未被羧基化，缺乏与钙离子的结合能力，因此在凝血试验中无凝血活性。RIA 法一般不能测出正常人血清中 DCP，但可检测到肝癌、肝炎和 LC 患者血清中的 DCP，CH 和转移型肝癌患者血清中的 DCP 阳性率很低。故可作为临床诊断及监测 PHC 的参考指标，尤其对 AFP 阴性或低浓度 AFP 的 PHC 患者更有意义，DCP 在早期肝癌中的敏感性不够理想。参考区间，RIA 法<145μg/L。

5. 其他

α-L-岩藻糖苷酶（AFU）升高主要见于 PHC，且 AFU 活性高低与肝癌大小和 AFP 浓度无明显相关性，有些肝癌体积很小，但 AFU 活性却很高，因此检测血清 AFU 可作为 PHC 早期诊断的参考指标；肺癌、乳腺癌、子宫癌、LC 及糖尿病也升高；妊娠期间血清 AFU 升高，分娩后迅速下降。

四、诊断标准

2001 年中国抗癌协会肝癌专业委员会制定了《原发性肝癌的临床诊断与分期标准》，如下：

（1）AFP≥400μg/L，能排除妊娠、生殖系胚胎源性肿瘤、活动性肝病及转移性肝癌，并能触及肿大、坚硬及有大结节状肿块的肝，或影像学检查有肝癌特征的占位性病变者。

（2）AFP<400μg/L，能排除妊娠、生殖系胚胎源性肿瘤、活动性肝病及转移性肝癌，并有两种影像学检查有肝癌特征的占位性病变或有两种肝癌标志物（DCP/GGTⅡ/AFU 及 CA19-9 等）阳性及一种影像学检查有肝癌特征的占位性

病变者。

（3）有肝癌的临床表现并有肯定的肝外转移病灶，包括肉眼可见的血性腹腔积液或在其中发现癌细胞并能排除转移性肝癌者。

第五节　肝性脑病

肝性脑病（HE）是严重肝病引起的、以代谢紊乱为基础、中枢神经系统功能失调综合征。因急、慢性严重肝功能失调或障碍，使内源性或外源性代谢产物，未经肝的生物转化而清除，以致在体内储积，影响中枢神经系统功能。轻者仅有性格、行为、智力方面的微细改变，重者出现明显意识障碍，故曾被称为肝性昏迷。

HE 发生在严重肝病和（或）广泛门体分流的基础上，临床上主要表现为高级神经中枢的功能紊乱（如性格改变、智力下降、行为失常、意识障碍等）以及运动和反射异常（如扑翼样震颤、肌阵挛、反射亢进和病理反射等）。

一、病因及发病机制

1. 病因

HE 常由于严重肝疾病而引起，最常发生于晚期 LC，也可见于重症肝炎、暴发性肝衰竭、PHC、严重胆道感染及妊娠期急性脂肪肝。

2. 发病机制

对 HE 发病机制至今尚未完全阐明，HE 时脑组织并无明显特异性形态变化，HE 时 CNS 的功能障碍为代谢性或功能性，是多种发病因素综合作用的结果。自 20 世纪 50 年代 McDermott 及 Adams 首创氨中毒学说以来，已先后建立了数种 HE 假（学）说。

（1）氨中毒学说：迄今氨中毒学说仍被视为 HE 发病的经典学说。血氨主要来源于肠道内含氮物质的分解，也有小部分来自肾、肌肉及脑。正常人肠内生成的氨经肝门静脉入肝后，通过鸟氨酸循环生成尿素而被解毒，肝是将氨合成尿素的唯一场所。当肝功能严重受损时，尿素合成障碍，致使血氨水平升高，增高的血氨通过 BBB 进入脑组织，引起脑功能障碍。

（2）假性神经递质学说：食物中的酪氨酸、苯丙氨酸等芳香族氨基酸（AAA），经肠菌脱羧酶作用，分别生成苯乙胺及酪胺，吸收后，正常情况下在肝内分解清除。在严重肝病时，该类物质进入脑组织，经脑内羟化酶作用，分别生成多巴胺和苯乙醇胺，二者化学结构与神经递质去甲肾上腺素相似，但不具有真神经递质传递神经冲动的作用或作用很弱，称为假性神经递质。假性神经递质使大脑皮质产生异常抑制，而致昏迷。

（3）血浆氨基酸失衡学说：血浆氨基酸失衡系指血浆中支链氨基酸（BCAA）含量减少，AAA 含量增加。BCAA 含缬氨基、亮氨基、异亮氨酸 3 种，正常情况下不经肝代谢，吸收后经肝门静脉直接进入循环系统，并被骨骼肌、心肌、大脑等器官组织摄取代谢，作为能源供应。严重肝病时胰岛素在肝内灭活作用降低，血浆高浓度促使 BCAA 在这些器官组织中的摄取代谢加强，以致血中 BCAA 含量减少。AAA 含苯丙氨酸、酪氨酸及色氨酸，严重肝病时其血含量增加，AAA 比 BCAA 更易通过 BBB 进入脑组织，其中苯丙氨酸、酪氨酸形成假性递质，导致 HE；色氨酸进入 CNS 后，代谢为抑制性神经递质 5-羟色胺，促使 HE 发生。血浆氨基酸失衡学说以假性递质学说为基础。

（4）γ-氨基丁酸（GABA）学说：γ-氨基丁酸被认为是最主要的抑制性神经递质。正常情况下，脑组织 GABA 由突触前神经元利用谷氨酸合成，并在 CNS 中分解。血液中 GABA 不能穿过 BBB，不参与 CNS 的神经生理过程。肝衰竭时，肝处理 GABA 能力下降或 GABA 绕过肝进入血循环，同时 BBB 通透性增强，GABA 进入脑组织与其受体结合，发挥其抑制性递质的生物效应，导致 HE。

二、实验室检查

1. 肝功能检查

可了解肝损害程度，肝储备功能，以及病情的严重度及预后。可见血清胆红素显著升高，血清 Alb 降低，ALT、AST 由高值转为低值，低胆固醇血症，血糖降低，PT 延长，血浆纤维蛋白原呈低值。

2. 电解质及肾功能

尿素氮降低，出现电解质紊乱。

3. 血 NH_3 检查

血 NH_3 升高，由于脑组织中代谢的 NH_3 主要来自动脉血，动脉血 NH_3 含量与脑摄取的 NH_3 量呈线性相关性，因此测定动脉血氨比静脉血氨更有意义；血液 pH 增高，PCO_2 降低（呼吸性碱中毒）。

4. 血浆氨基酸检查

检查血中 BCAA 及 AAA 含量，以了解 BCAA 与 AAA 的比值，正常时 BCAA/AAA 比值>3，HE 时比值<1。

第八章

临床病毒学检验

第一节　呼吸道病毒

呼吸道病毒是指一大类以呼吸道为侵入途径，引起呼吸道局部及全身感染的一类病毒。在急性呼吸道感染中90%以上由这类病毒引起。常见的呼吸道病毒包括流行性感冒病毒、冠状病毒、麻疹病毒、腮腺炎病毒、风疹病毒、腺病毒、呼吸道合胞病毒等。所致疾病具有发病急、潜伏期短、传染性强、传播迅速、病后免疫力不持久等特点。

一、流行性感冒病毒

流行性感冒病毒简称流感病毒，是引起人和动物流行性感冒（简称“流感”）的病原体，属正黏病毒科，包括甲（A）、乙（B）、丙（C）三型。其中甲型流感病毒是人类流感最重要的病原体，已引起多次世界性大流行，仅1918—1919年的世界大流行，死亡人数就多达2 000万人，危害严重；乙型流感病毒一般引起局部或小流行；丙型流感病毒主要侵犯婴幼儿，多为散发感染，极少引起流行。

（一）生物学特性

1. 形态结构

流感病毒为有包膜的单股RNA病毒，多为球形，直径为80~120nm，从人或动物体内新分离出的病毒有时呈丝状或杆状。其结构可分为内、中、外三层。

（1）内层：为病毒的核心，含病毒的核酸、核蛋白（NP）和RNA多聚酶。

核酸为分节段的单股负链RNA，甲型和乙型流感病毒有8个RNA节段、丙型只有7个RNA节段。每一个节段即为一个基因，能编码一种结构或功能蛋白，这一结构特点使病毒在复制过程中易发生基因重组导致新病毒株的出现。

核酸外包绕的为核蛋白，为病毒的主要结构蛋白，构成病毒衣壳，呈螺旋对称型。核蛋白为一种可溶性抗原，免疫原性稳定，很少发生变异，具有型的特异性，是流感病毒分型的依据。

（2）中层：为基质蛋白（M 蛋白），位于包膜与核心之间，具有保护病毒核心和维持病毒形态的作用。M 蛋白免疫原性稳定，具有型特异性，与核蛋白共同参与流感病毒的分型。

（3）外层：是由脂质双层构成的包膜，包膜上镶嵌有两种糖蛋白刺突，即血凝素（HA）与神经氨酸酶（NA）。两者具有重要的免疫原性，是划分流感病毒亚型的依据。①血凝素呈三棱柱状，可介导病毒包膜与宿主细胞膜融合，利于病毒吸附和穿入宿主细胞；能与鸡、豚鼠等多种动物和人的红细胞结合，引起红细胞凝集；具有型和株特异性，可刺激机体产生中和抗体，抑制病毒的感染。②神经氨酸酶呈蘑菇状，可水解宿主细胞表面的神经氨酸，利于成熟病毒的芽生释放；可破坏细胞膜上病毒的特异性受体，液化细胞表面的黏液，促使病毒从细胞上解离，利于病毒扩散；具有免疫原性，刺激机体产生的相应抗体，可抑制该酶的水解，从而抑制病毒的释放与扩散。

2. 分型与变异

根据核蛋白和基质蛋白抗原性的不同将流感病毒分为甲、乙、丙三型。甲型流感病毒又根据 HA 和 NA 的抗原性不同分为若干亚型。目前已分离出 15 个 HA 亚型（$H_1 \sim H_{15}$）和 9 个 NA 亚型（$N_1 \sim N_9$）。三型流感病毒中甲型流感病毒最易发生变异，变异的形式有抗原性漂移和抗原性转变，变异的物质基础是 HA 和 NA，病毒变异幅度的大小直接影响流行规模的大小。乙型和丙型流感病毒不易发生抗原变异，至今尚未发现亚型。

（1）抗原性漂移：因病毒基因组自发点突变引起，变异幅度小，属量变，即亚型内变异，引起甲型流感的中小型流行。

（2）抗原性转变：因病毒基因组发生重组而引起，变异幅度大，属质变，大概每隔 10~15 年出现一个新的变异株，导致新亚型出现，由于人群对新亚型缺乏免疫力，往往引起流感大流行甚至暴发世界性大流行。

3. 培养特性

流感病毒宜在鸡胚和培养细胞中增殖。初次分离病毒以接种鸡胚羊膜腔最好，传代适应后可接种于鸡胚尿囊腔。病毒增殖后游离于羊水或尿囊液中，取羊水或尿囊液进行红细胞凝集试验以确定病毒的存在。细胞培养可选用原代猴肾细胞或狗肾传代细胞。流感病毒在鸡胚和培养细胞中并不引起明显的细胞病变，需用红细胞吸附试验或免疫学方法测定有无病毒增殖。自人体分离的流感病毒能感染多种动物，但以雪貂最为敏感。

4. 抵抗力

流感病毒对外界环境的抵抗力较弱，耐冷不耐热，室温下传染性很快丧失，加热至56℃、30分钟可被灭活，-70℃以下或冷冻真空干燥可长期保存。对干燥、日光、紫外线、脂溶剂和甲醛等敏感。

（二）临床意义

流感的传染源主要为急性期患者。病毒随飞沫进入呼吸道，通过其表面的血凝素吸附于呼吸道黏膜上皮细胞膜的受体上，然后侵入细胞内增殖，引起细胞变性脱落，黏膜充血水肿等局部病变。经1~3天的潜伏期，患者出现鼻塞、流涕、咳嗽、喷嚏、咽痛等症状，发病初期2~3天，鼻咽部分泌物中病毒含量最高，传染性强。病毒一般不入血，但可释放内毒素样物质入血，引起畏寒、发热、疲乏无力、头痛、全身肌肉关节酸痛等全身症状。流感属于自限性疾病，无并发症者一般病程不超过1周，但婴幼儿、老年人及患有慢性疾病的人易继发细菌感染，使病程延长症状加重，如并发肺炎等病死率高。

流感病后可获得对同型病毒的短暂免疫力，主要是机体产生的HA和NA抗体。抗HA为中和抗体，其与病毒结合后可消除病毒的感染力，尤其呼吸道局部SIgA在清除病毒、抵抗再感染中发挥重要作用。抗NA在减轻病情和阻止病毒扩散中发挥作用。细胞免疫主要靠CD_4^+T淋巴细胞，可辅助B细胞产生抗体，CD_8^+T细胞可清除病毒。

流感病毒传染性强，传播迅速，流行期间应尽量避免人群聚集，公共场所应经常通风换气和进行空气消毒，用乳酸或食醋熏蒸，可灭活空气中的流感病毒。接种流感疫苗可获得对同一亚型病毒的有效免疫力。盐酸金刚烷胺是目前防治甲型流感的常用药物，其作用机制主要是抑制病毒的穿入和脱壳。干扰素及中草药（板蓝根、金银花、大青叶等）在减轻症状缩短病程方面有较好效果。

（三）微生物学检验

1. 标本采集

应在疾病的早期、最好在发病后3天内采集咽漱液、鼻咽拭子或鼻腔洗液等标本。

2. 分离与鉴定

标本经抗生素处理后进行鸡羊膜腔或尿囊腔接种，35℃培养3天，收集羊水或尿囊液做血凝试验检测病毒是否存在，血凝阳性的标本再进行血凝抑制试验以鉴定病毒的型别。原代人胚肾和猴肾细胞、传代狗肾细胞亦可用于流感病毒的分离，接种后经红细胞吸附试验和血凝试验检测病毒是否存在，阳性者用血凝抑制试验进行鉴定。

3. 标本直接检查

（1）显微镜检查：电镜观察可见球形或丝状病毒颗粒，用特异性抗体进行免疫电镜观察可提高检出率。

（2）抗原检测：用 IF、EIA 和动态连续免疫荧光法等直接检测鼻咽部细胞内或细胞培养物中的流感病毒抗原。

4. 核酸检测

可采用核酸杂交法、RT-PCR 法检测标本中或扩增标本中的流感病毒 RNA。

5. 血清学诊断

取患者急性期（发病前 3 天）和恢复期（发病后 2~3 周）双份血清检测抗体。常用的方法有：血凝抑制试验、中和试验和补体结合试验等，若恢复期血清抗体效价高出急性期 4 倍以上有诊断意义。

二、其他呼吸道病毒

（一）SARS 冠状病毒

冠状病毒属于冠状病毒科，包括人冠状病毒和多种动物冠状病毒。该病毒呈多形性，核酸为单股正链 RNA，核衣壳呈螺旋对称，有包膜。电镜观察发现包膜表面有排列较宽的突起，形如日冕或花冠，故命名为冠状病毒。感染人类的冠状病毒主要有人呼吸道冠状病毒和人肠道冠状病毒，分别引起人类上呼吸道感染、腹泻或胃肠炎。

2002 年冬至 2003 年春在全世界流行的严重急性呼吸综合征（SARS）的病原体是一种新的冠状病毒，被命名为 SARS 冠状病毒。

1. 生物学特性

（1）形态结构：SARS 冠状病毒的形态在电镜下与冠状病毒类似，病毒颗粒呈不规则球形，直径60~220nm，核衣壳呈螺旋对称，核心为单股正链 RNA，有包膜。病毒包膜上有 3 种主要的糖蛋白：即 S 蛋白、M 蛋白和 E 蛋白。①S 蛋白：为刺突糖蛋白，可介导病毒与宿主细胞上的受体结合并与宿主细胞膜相融合，是一主要的抗原蛋白。②M 蛋白：为跨膜糖蛋白，参与病毒的出芽释放与病毒包膜的形成，负责营养物质的跨膜运输。③E蛋白：为包膜糖蛋白，散在于包膜上，是一种小分子量蛋白。

（2）培养特性：SARS 冠状病毒可在 Vero-E6 细胞及 FRhK-4 等细胞内增殖并引起细胞病变。CPE 的特点主要为：病变细胞呈局灶、变圆、折光性强，晚期呈现葡萄串样表现。恢复期患者血清可抑制病毒复制。

（3）抵抗力：SARS 冠状病毒对乙醚等脂溶剂敏感。化学消毒剂如过氧乙酸、次氯酸钠、乙醇、甲醛等可灭活该病毒。不耐热或酸，但对热的抵抗力比普通冠状病毒强，加热至56℃、30分钟可被灭活，在粪便和尿液中可存活1~2天，在液氮中可长期保存。

2. 临床意义

SARS患者是主要的传染源，传播途径以近距离飞沫传播为主，亦可通过接触患者的呼吸道分泌物、消化道排泄物、其他体液或接触被患者分泌液污染的物品而传播。人群对SARS病毒普遍易感，但患者家庭成员和医护人员等密切接触者是本病高危人群。流行季节主要是12月至次年的5月。该病起病急，传播快，潜伏期短，一般为4~5天，以发热为首发症状，体温持续高于38℃，可伴有头痛、乏力和关节痛等，3~7天后出现干咳、胸闷、气短等症状。肺部X线片双侧（或单侧）出现阴影，严重者肺部出现多叶病变，X线胸片48小时内病灶达50%以上，同时出现呼吸困难和低氧血症。进而出现呼吸窘迫，进展为呼吸窘迫综合征，出现休克、DIC，多器官功能障碍综合征等。若原有糖尿病、冠心病、肺气肿等基础病的老年患者，或并发其他感染性疾病者，病死率可达40%~50%。目前认为，SARS冠状病毒的致病机制主要是免疫病理损伤。

机体感染SARS冠状病毒后可产生特异性的体液免疫和细胞免疫。对SARS的预防应以严格隔离患者、切断传播途径、提高机体免疫力为主的综合措施。用于SARS特异性预防的疫苗已进入试用。治疗主要采取综合支持疗法和对症处理，给予抗病毒类药物和大剂量抗生素。流行期间应尽量避免大型集会，公共场所保持空气流通。

3. 微生物学检验

（1）标本采集：可采集鼻咽拭子、气管分泌物、漱口液、痰液、粪便等标本，采集后应尽快接种，48小时内接种者可4℃保存，48小时后接种者标本应放入-70℃保存。急性期血清标本应尽可能在发病初期，一般为发病后1周内采集；恢复期血清标本在发病后3~4周采集。

（2）病毒分离：为防止细菌或真菌生长，标本应加入抗生素（青霉素和链霉素）进行处理，接种Vero-E6细胞进行分离培养，以鉴定活病毒的存在。

（3）抗原检测：电镜直接观察病毒颗粒或ELISA法检测抗原。

（4）抗体检测：用ELISA和间接免疫荧光法检测患者急性期和恢复期双份血清中的特异性IgM、IgG抗体。若抗体增高4倍以上有诊断意义。

（5）核酸检测：用RT-PCR或ER-PCR法，从患者血液、粪便、呼吸道分泌物或体液等标本中检测SARS冠状病毒核酸。

（二）麻疹病毒

麻疹病毒是引起急性呼吸道传染病麻疹的病原体。临床以发热、口腔黏膜斑及全身斑丘疹为主要特征。WHO已将其列为计划消灭的传染病之一。

1. 生物学特性

麻疹病毒呈球形或丝状，直径120~250nm。核酸为完整分节段的单股负链RNA，不易发生基因重组和变异，只有一个血清型。核衣壳呈螺旋对称结构，外有包膜，表面有血凝素（HA）和血溶素（HL）两种刺突，HA能凝集猴等动物的红细胞，并能与宿主细胞受体吸附，HL具有溶解红细胞及使细胞发生融合形成多核巨细胞的作用，在胞浆及胞核内均可出现嗜酸性包涵体。

麻疹病毒能在许多原代或传代细胞中增殖。麻疹病毒对理化因素的抵抗力较弱，加热56℃、30分钟和一般消毒剂均易将病毒灭活，对日光、紫外线及脂溶剂敏感。

2. 临床意义

急性期患者为传染源，主要通过飞沫经呼吸道传播，也可通过患者鼻腔分泌物、污染的玩具、日常用具等间接传播。麻疹病毒的传染性极强，易感者接触病毒后几乎全部发病，潜伏期至出疹期均有传染性，尤以出疹前、后4~5天传染性最强。冬春季发病率最高，潜伏期约为1~2周，病毒先在呼吸道上皮细胞内增殖，然后进入血流，形成第一次病毒血症，并随血流侵入全身淋巴组织和单核吞噬细胞系统，在其细胞内大量增殖后再次入血形成第二次病毒血症，患者出现发热、咳嗽、流涕、畏光、眼结膜充血等上呼吸道症状，此时多数患儿口颊黏膜出现中心灰白色外绕红晕的黏膜斑(Koplik)，有助于早期诊断，随后1~3天患者皮肤相继出现红色斑丘疹。

麻疹一般可自愈，但年幼体弱者易并发细菌感染，引起支气管炎、中耳炎，尤其肺炎等，是麻疹患儿死亡的主要原因。极个别患者，儿童期患麻疹痊愈后2~17年，可出现慢性进行性中枢神经系统疾患，称亚急性硬化性全脑炎(SSPE)，该病是一种麻疹病毒急性感染后的迟发并发症，患者大脑功能发生渐进性衰退，表现为反应迟钝、神经精神异常、运动障碍，最后导致昏迷死亡。

麻疹病后可获牢固免疫力，包括体液免疫和细胞免疫。6个月以内的婴儿因从母体获得IgG抗体，故不易感染，但随着年龄增长，抗体逐渐消失，自身免疫尚未健全，易感性随之增加。预防麻疹的有效措施是及时隔离患者，对儿童进行人工主动免疫，提高机体免疫力。

3. 微生物学检验

（1）标本采集：取患者发病早期的鼻咽拭子或鼻咽洗液、痰、血液和尿等标本。

（2）病毒分离：患者标本经常规处理后接种原代人胚肾细胞、猴肾或羊膜细胞中培养，观察到多核巨细胞、细胞质和核内出现嗜酸性包涵体即可做出初步诊断。

(3) 抗原检测：用直接或间接免疫荧光法、ELISA 法检测病毒抗原。

(4) 抗体检测：取患者急性期和恢复期双份血清测特异性抗体，若恢复期血清抗体效价比急性期增高 4 倍以上即有诊断意义。常用 HI 试验，间接免疫荧光法和 ELISA 法。

(5) 核酸检测：采用原位核酸杂交法或 RT-PCR 法检测细胞内有无病毒核酸存在。

(三) 腮腺炎病毒

腮腺炎病毒是流行性腮腺炎的病原体。

1. 生物学特性

病毒呈球形，核酸为单股负链 RNA，核衣壳呈螺旋对称，有包膜，包膜上含有HA-NA 刺突和融合因子刺突。病毒易在鸡胚羊膜腔内增殖，在猴肾等细胞中培养能使细胞融合形成多核巨细胞。腮腺炎病毒只有一个血清型。病毒抵抗力较弱，56℃、30 分钟可被灭活，对脂溶剂及紫外线敏感。

2. 临床意义

人是腮腺炎病毒的唯一宿主。传染源为患者和病毒携带者，病毒主要通过飞沫经呼吸道传播，也可通过接触患者的唾液或污染的物品而传播。易感者为 5~14 岁儿童，冬春季易发。潜伏期一般 2~3 周，病毒在呼吸道上皮细胞和面部淋巴结内增殖，随后侵入血流引起病毒血症，病毒经血流侵入腮腺及其他器官如睾丸、卵巢、胰腺、肾脏等增殖，引起一侧或两侧腮腺肿大，患者有发热、腮腺疼痛和乏力等症状，若无并发感染，大多可自愈，病程一般为 1~2 周。青春期感染者，男性易并发睾丸炎，女性易并发卵巢炎，也可引起无菌性脑膜炎及获得性耳聋等，腮腺炎是导致男性不育症和儿童期获得性耳聋最常见的原因之一，病后可获得牢固免疫力。疫苗接种是最有效的预防措施，丙种球蛋白有防止发病或减轻症状的作用。

3. 微生物学检验

(1) 标本采集：取患者发病早期的唾液、尿液、脑脊液和血液等标本。

(2) 病毒分离：用原代恒河猴细胞或人胚肾细胞分离培养。

(3) 抗原检测：用免疫荧光法检测发病早期患者的唾液、脑脊液和尿液中的抗原成分作早期诊断。

(4) 抗体检测：采用 ELISA 法、血凝抑制试验检测双份血清中 IgM、IgG 抗体，IgG 抗体在升高 4 倍或 4 倍以上有诊断意义。

(5) 核酸检测：可采用 RT-PCR 或核苷酸测序检测病毒核酸。

第二节 人类肠道病毒

人类肠道病毒属于小 RNA 病毒科（Picornaviridae）肠道病毒属（enterovirus），有 70 多个血清型，主要包括：①脊髓灰质炎病毒Ⅰ、Ⅱ、Ⅲ型。②柯萨奇病毒 A、B 组，A 组包括 A1～A22、A24 型（原 A23 型已归入埃可病毒 9 型），B 组包括 B1～B6 型。③人类肠道致细胞病变孤儿病毒（ECHOV），简称埃可病毒，包括 1～9、11～27、29～33 型（10 型归到呼肠孤病毒、28 型归到鼻病毒 1A、34 型归到柯萨奇病毒 A24）。④新型肠道病毒，是 1969 年后陆续分离到的，有 4 个血清型，即 68～71 型。

肠道病毒属的共同特征：①病毒体呈球形，直径 17～30nm，无包膜，衣壳为 20 面体对称。②核心为单股正链 RNA，有感染性。③在宿主细胞质内增殖，以溶原方式释放，引起细胞病变。④耐乙醚，耐酸，pH 3～5 条件下稳定，不易被胃酸和胆汁灭活，对热和化学消毒剂抵抗力不强，加温至 56℃、30 分钟可被灭活，对各种强氧化剂、紫外线、干燥敏感。⑤经粪-口途径传播，以儿童感染为主，临床表现多样化。

一、脊髓灰质炎病毒

脊髓灰质炎病毒是脊髓灰质炎的病原体，主要损害脊髓前角运动神经细胞，引起机体的迟缓性麻痹，主要在儿童期致病。脊髓灰质炎又叫小儿麻痹症，曾导致成千上万儿童瘫痪，是世界卫生组织（WHO）推行计划免疫进行重点防控的传染病之一。1988 年 WHO 提出要在 2000 年全球消灭脊髓灰质炎病毒野毒株引起的麻痹型病例，这是继天花后被要求消灭的第二个传染病。2001 年 10 月，WHO 在日本京都召开会议，发表了脊髓灰质炎已在包括中国在内的西太平洋地区消灭的言论。

（一）分类

脊髓灰质炎病毒可根据衣壳蛋白 VP1 抗原性不同，分为Ⅰ、Ⅱ、Ⅲ型。其物理性状相同，RNA 碱基组成相似，各型间的核苷酸有 36%～52%的同源性。

（二）临床意义

传染源为患者或隐性感染者，后者不仅人数众多，且不易被发现和控制，因而对本病的扩散和流行起着重要作用。脊髓灰质炎病毒主要通过污染的饮食、生活用品等经消化道传播，也有报道经空气飞沫传播。未感染或接种人群普遍易感，出生 4 个月以下婴儿可能保留母体携带的抗体而具有保护性。

根据病程及病情，脊髓灰质炎临床疾病过程（图 8–1）可分为：隐性感染、顿挫型脊髓灰质炎、无麻痹性脊髓灰质炎、麻痹性脊髓灰质炎、恢复期及后遗症期。

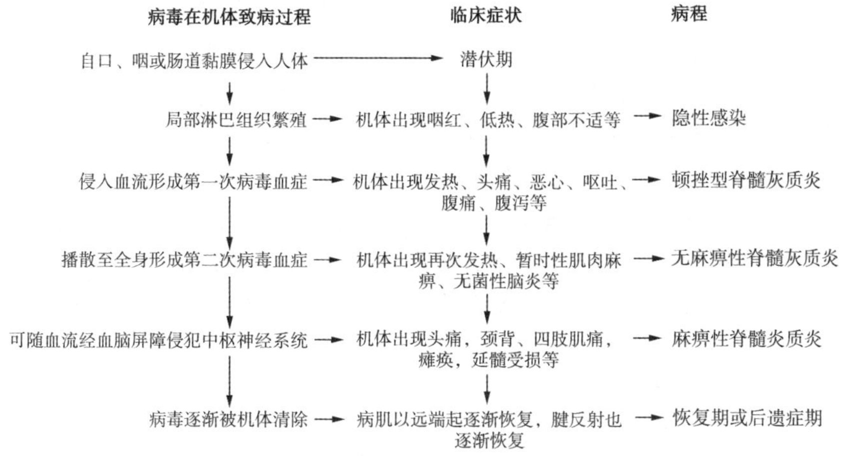

图 8-1　脊髓灰质炎临床疾病过程

1. 隐性感染

脊髓灰质炎病毒自口、咽或肠道黏膜侵入机体后，一天内即可到达扁桃体、咽壁淋巴组织、肠壁集合淋巴组织等局部淋巴组织中生长繁殖，并向局部排出病毒。潜伏期为 2~10 天，起病缓急不一，大多有低热或中等热度，乏力不适，伴有咽痛、咳嗽等上呼吸道症状，或有恶心、呕吐、便秘、腹泻、腹痛等消化道症状，神经系统尚无明显异常。上述症状持续数小时至 4 天，若此时人体免疫力较强，可将病毒控制在局部，形成隐性感染。

2. 顿挫型脊髓灰质炎

约 5%的感染者体内病毒进一步侵入血流（第一次病毒血症），两天后到达各处非神经组织，如呼吸道、肠道、皮肤黏膜、心、肾、肝、胰、肾上腺及全身淋巴组织中繁殖。如果此时血循环中的特异性抗体足够中和病毒，则疾病发展至此为止，形成顿挫型脊髓灰质炎，患者仅有上呼吸道及肠道症状，而不出现神经系统病变，患者多于发病 1~4 天体温迅速下降而痊愈。

3. 无麻痹性脊髓灰质炎

当体内病毒量大、毒力强，机体免疫力低下时，病毒随血流播散至全身淋巴组织和易感的非神经组织处并繁殖，然后再次大量进入血液循环（第二次病毒血症），体温再次上升（称双峰热），此时病毒可经血脑屏障侵入脊髓前角运动神经细胞，引起无菌性脑膜炎。一部分患者进入瘫痪前期，出现神经系统症状如头痛，颈、背及四肢肌肉痛，感觉过敏。可因颈、背肌痛而出现颈部阻力及阳性克氏征、布鲁津斯基征，肌腱反向及浅反射后期减弱至消失，但无瘫痪。轻症患者 3~4 天体温下降，症状消失而病愈。

4. 麻痹性脊髓灰质炎

1%~2%的患者在发病 2~7 天后体温开始下降，发展为麻痹性脊髓灰质炎，出现肢体瘫痪。瘫痪可突然发生或在短暂肌力减弱之后发生，腱反射常出现减弱或消失。在 5~10 天内可相继出现不同部位的瘫痪，并逐渐加重。临床上分为：①脊髓型麻痹：较多见，呈弛缓性瘫痪，可累及任何肌肉或肌群，病变大多在颈、腰部脊髓，故常出现四肢瘫痪，尤以下肢多见。病变出现在颈、胸部脊髓时，可影响呼吸。偶见尿潴留或失禁、便秘，常与下肢瘫痪并存，多见于成人。②延髓型麻痹：病情多严重，常与脊髓麻痹同时存在，可出现脑神经麻痹、呼吸中枢损害、血管舒缩中枢损害等，导致呼吸障碍及昏迷。③脑型：极少见，表现为烦躁不安、失眠或嗜睡，可出现惊厥、昏迷及痉挛性瘫痪，严重缺氧时也可有神志改变。

5. 恢复期及后遗症期

急性期过后 1~2 周病肌以远端起逐渐恢复，腱反射也逐渐正常。轻症患儿 1~3 个月恢复功能，重症患儿常需 6~18 个月或更久才能恢复。1~2 年后仍不恢复留有后遗症，长期瘫痪的肢体可发生肌肉痉挛、萎缩和变形，下肢受累者出现跛行，甚至不能站立。

我国从 1960 年开始自制脊髓灰质炎减毒活疫苗，一种是三型单价糖丸，另一种是混合多价糖丸，为Ⅰ、Ⅱ、Ⅲ型混合物。目前普遍采用后一类型疫苗，此型疫苗可在-20℃保存 2 年，4~8℃保存 5 个月。一般首次免疫应在婴儿第 2 个月龄时开始，连服 3 次，间隔 4~6 周，4 岁和 7 岁时再各加强免疫一次。95%以上的接种者可产生长期免疫，并可在肠道内产生特异性抗体 sIgA。

（三）生物学特性

脊髓灰质炎病毒在电镜下呈球形颗粒，相对较小，直径 20~30nm，呈 20 面体立体对称。病毒颗粒中心为单股正链 RNA，外围由 32 个衣壳微粒形成外层衣壳，无包膜。壳微粒含 4 种结构蛋白 VP1、VP3 和由 VPO 裂解而成的 VP2 和 VP4。VP1 位于衣壳表面，可诱导中和抗体的产生，具有型特异性，据此将病毒分为Ⅰ、Ⅱ、Ⅲ型。VP1 对人体细胞膜上受体有特殊亲和力，与病毒的致病性和毒性有关。VP2 与 VP3 半暴露，具抗原性。VP4 为内在蛋白，与 RNA 密切结合，当 VP1 与敏感细胞上受体结合后，VP4 暴露，衣壳松动，病毒基因以脱壳方式侵入细胞。

脊髓灰质炎病毒培养以人胚肾、人胚肺、人羊膜及猴肾等原代细胞最为敏感，在 Hela、Vero 等细胞中也易培养，最适培养温度为 37℃，培养后可引起细胞圆缩、脱落等细胞病变。

脊髓灰质炎病毒无包膜，故可抵抗乙醚、乙醇和胆盐。在 pH3.0~10.0 的环境中病毒可保持稳定，对胃液、肠液具有抵抗力，利于病毒在肠道生长繁殖。病毒生存能力很强，在污水及粪便中可存活 4～6 个月，-20～-70℃可存活数年，但对高温及干燥敏感，煮沸立即死亡，加温至 56℃、30 分钟可被灭活，紫外线可将其杀死。各种氧化剂、体积分数 2%碘酊、甲醛、升汞及 1∶1 000 高锰酸钾均可很快使病毒灭活，丙酮、苯酚的灭活作用较缓慢。体积分数 70%酒精、5%来苏水无消毒作用，抗生素及化学药物也无效。

（四）微生物学检验

1. 肠道病毒检验程序（见图 8-2）

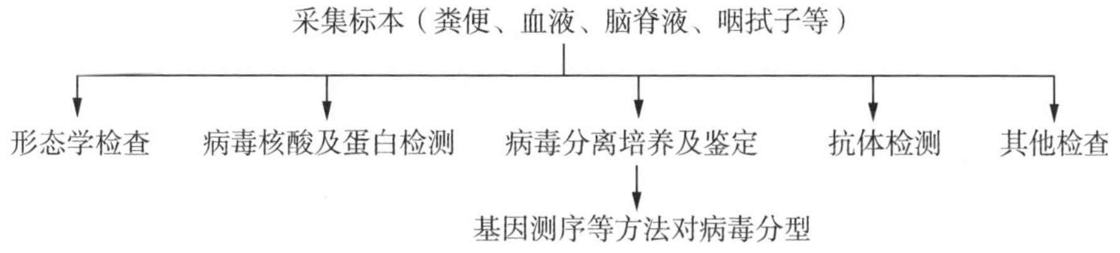

图 8-2　肠道病毒检验程序

2. 标本采集

发病两周以内，间隔 24～48 小时，收集两份足量粪便标本（每份应在 8 克左右），密封后在冷藏条件下由专人运送至合格实验室尽快分离病毒，短期保存要在冷藏条件下（2～8℃），长期保存要在冷冻条件下（-80℃）。发病早期 1 周内可采集咽部标本，整个病程中均可采集粪便标本用于病毒的分离。

3. 标本直接检查

（1）显微镜检查：通过电子显微镜观察标本中的病毒颗粒，或用病毒特异性抗体对病毒进行免疫电镜检查。

（2）核酸检测：标本可采用病毒 cDNA 做核酸杂交或设计特异性核酸序列引物做 RT-PCR，设阴性对照和阳性对照，扩增出特异性产物为阳性结果。也可通过实时荧光定量RT-PCR 对标本中病毒特异性核酸进行半定量。

（3）抗原检测：可采用免疫荧光、ELISA 等方法直接检测标本中的病毒抗原。

4. 分离培养和鉴定

粪便标本需要预处理，在生物安全柜中取大约 2g 粪便标本加至标记好的含 1g 玻璃珠、1mL 氯仿、10mL PBS 的离心管中；拧紧离心管，剧烈震荡 20 分钟；4℃、4 000r/min 离心 20 分钟；在生物安全柜中收集上清液并加至有外螺旋盖的冻存管中（如果上清液不清澈，应再用氯仿处理一次）；于 4℃、4 000r/min 离心 30 分钟。取上清液接种人或猴肾原代细胞或 Hela、Vero 等细胞分离病毒。病毒在细胞内增殖迅速，于 24～48 小时可出现典型细胞病变，细胞圆缩、堆积、坏死、脱落，3 天后细胞全部发生病变。对分离出的病毒可通过免疫学检测或基因测序等技术进行鉴定和分型。

5. 抗体检测

单份血清 IgG 抗体阳性不能鉴别曾经或近期感染，需要动态观察。采集双份血清，第 1 份在发病后尽早采集，第 2 份相隔 2~3 周之后。脑脊液或血清抗脊髓灰质炎病毒 IgM 抗体阳性或双份血清 IgG 抗体效价有 4 倍升高者，有诊断意义。中和抗体诊断价值较高，可以对病毒分型，在发病时出现，病程 2~3 周后达高峰，终身保持。

二、柯萨奇病毒和埃可病毒

柯萨奇病毒（CV）是 1948 年 Dalldorf 和 Sickles 从美国纽约州柯萨奇镇两名临床症状疑似麻痹型脊髓灰质炎患儿粪便中分离出来的，因而得名。埃可病毒（ECHO virus）最早是 1951 年在脊髓灰质炎病毒流行期间，从健康儿童粪便中分离出来的。当时不清楚这类病毒与人类疾病的关系，故命名为人类肠道致细胞病变孤儿病毒，简称埃可病毒。

（一）分类

迄今为止，柯萨奇病毒有 29 个血清型，根据病毒对乳鼠的致病特点及对细胞敏感性不同，分为 A（CVA）和 B（CVB）两组，A 组包括 A1~A22、A24 型（原 A23 型已归入埃可病毒 9 型），B 组包括 B1~B6 型。埃可病毒有 31 个血清型，包括 1~9、11~27、29~33 型（10 型归到呼肠孤病毒、28 型归到鼻病毒 1A、34 型归到柯萨奇病毒 A24）。病毒各型间致病力和致病类型均不同。

（二）临床意义

传染源是患者或无症状病毒携带者，主要通过粪-口途径传播，也可通过呼吸道或眼部黏膜感染。

柯萨奇病毒和埃可病毒均可经消化道感染人体，在咽部和肠道淋巴组织中增殖，潜伏期为 1~2 周，经过两次病毒血症后侵入靶器官（脊髓、脑、脑膜、心肌和皮肤等），产生浸润性感染，靶器官出现继发性炎症。两种病毒均以隐性感染为主，隐性感染与显性感染的比例约为 100∶1，出现症状者也大多为轻型或顿挫感染，严重感染者少见，可引起以下疾病。

1. 脑膜炎和轻度麻痹

脑膜炎的早期症状为发热、头痛、恶心、腹痛及全身不适。1~2 天后可出现背项僵硬、脑膜刺激征，也可出现呕吐、肌无力等。几乎所有的柯萨奇病毒和大部分埃可病毒都可引起脑膜炎和麻痹性中枢神经系统疾病。

2. 疱疹性咽峡炎

常发生在幼儿，主要由柯萨奇病毒 A 组 A1、A6、A8、A10 和 A22 型引起，表现为突然发热和喉痛，咽部充血、出现小红色囊疱疹，伴有吞咽困难、呕吐和腹痛等症状。

3. 手足口病

柯萨奇病毒 A16 为手足口病常见病原体，可造成暴发流行。特点是出红疹，最早出现在口腔黏膜，最后出现在手和脚。EV71 也是该病的常见病原体，柯萨奇病毒 A4、A5、A9、A10 和 B5 也可以引起该病。

4. 流行性胸痛

常由 CVB 引起，个别与 CVA 有关。症状为突发性发热和两侧胸部阵发性胸痛，常伴有腹痛和全身不适，症状可持续 2~3 周。

5. 心肌炎和心包炎

柯萨奇病毒与心肌疾病的关系密切，CVB 是原发性心肌疾病的主要病原体，成人和儿童均可受感染，可引起急、慢性心肌疾病。

6. 结膜炎

一般由柯萨奇病毒引起，也可由埃可病毒引起。CVA24 曾在历史上引起几次大流行，感染者患充血性结膜炎，少数患亚急性结膜炎，恢复常需 1~2 周。

7. 新生儿疾病

新生儿中柯萨奇病毒所致的感染比较常见，一部分是通过胎盘感染，另一部分是医院内感染，感染患儿出现嗜睡、喂养困难、发热、呕吐等症状。严重者出现心肌炎、心包炎、呼吸窘迫、胸膜炎、脑膜炎等，临床过程可以很快发展，甚至会导致死亡。

8. 胰腺疾病

还有一些关于柯萨奇病毒感染造成胰腺炎的病例，特别是在新生儿中由 CVB 引发的胰腺炎。

（三）生物学特性

柯萨奇病毒和埃可病毒在电镜下呈球形颗粒，较小，直径 17~30nm，呈 20 面体立体对称。病毒颗粒中心为单股正链 RNA，无包膜，核衣壳含 4 种结构蛋白 VP1、VP2、VP3 和 VP40 柯萨奇与埃可病毒的抗原性复杂，型别多，型内有抗原变异，故给病毒的血清学诊断和鉴定带来困难。

柯萨奇病毒和埃可病毒除少数几个型别必须在乳鼠、猴肾细胞中增殖外，其余都能在人二倍体细胞中培养，最适培养温度为 37℃，培养后可引起细胞圆缩、脱落等细胞病变。

两种病毒无包膜，故可抵抗乙醚、乙醇和氯仿等有机消毒剂，在 pH3. 0~10. 0 的环境中病毒可保持稳定，-4℃ 可存活数周，-20~-70℃可存活数年，但对高温及干燥敏感，煮沸立即死亡，加温至 56℃、30 分钟以及紫外线照射均可将其灭活。0.1mol/L 的盐酸、游离氯、3%~5%甲醛均可很快使病毒灭活。

（四）微生物学检验

1. 柯萨奇病毒和埃可病毒检验程序（见图 8-2）

2. 标本采集

发病早期采集粪便、直肠拭子、咽拭子和血液标本等，密封后在冷藏条件下由专人运送至合格实验室尽快分离病毒，冷藏条件下（2~8℃）可短期保存。送检的粪便标本在接种前要做预处理。

3. 标本直接检查

通过电子显微镜或免疫电镜观察；用核酸杂交或 RT-PCR、基因芯片、荧光免疫等技术来检测标本中病毒特异性的核酸序列和蛋白。

4. 分离培养和鉴定

脑膜炎患者可以从脑脊液中分离出病毒，发病早期咽拭子也可以分离出病毒。患儿发病早期可从血液中分离病毒，之后可从肛拭子和粪便中分离。根据不同临床症状，可以从患者尿液、疱疹液、结膜液或鼻咽分泌液中分离到病毒，尤其是 CVA24、CVA21 等。用 Hela 等细胞 37℃培养病毒 24~48 小时可出现典型细胞病变，细胞圆缩、堆积、坏死、脱落，3 天后细胞全部发生病变，离心去除细胞碎片，病毒留在上清液中。对分离出的病毒可通过免疫学方法、基因测序等技术来进行鉴定和分型。

5. 抗体检测

用免疫学方法检测患者血清中特异性抗体，作为辅助诊断。

三、新型肠道病毒

国际病毒分类委员会在 1976 年决定，对一些与柯萨奇病毒和埃可病毒在性质上重叠的新病毒，将不再划分到脊髓灰质炎病毒、柯萨奇病毒和埃可病毒，而是统一按发现的序号命名。当时已分类的有 67 型，故新命名为肠道病毒 68 型（EV68）、EV69、EV70 及 EV71。EV68 主要引起儿童毛细支气管炎和肺炎，EV70 主要引起急性出血性结膜炎，EV71 主要引起手足口病等，后两型在临床上较为常见，尤其是 EV71 近年来引起世界各国的暴发流行。

（一）肠道病毒 70 型

肠道病毒 70 型引起的急性出血性结膜炎曾经在世界很多国家和地区发生过大流行，1980 年中国也发生几次流行。病毒可经手、毛巾、眼科器械和昆虫媒介等传播，潜伏期一般为 1 天，少数可延至 6 天。起病急，迅速出现眼睑水肿、结膜充血、眼痛、畏光及流泪等症状。2~3 天后出现结膜下出血的典型表现，出血程度从小的出血点到片状出血。儿童病程较短，一般为 2~3 天，成人病程为

8~10 天，可痊愈。个别病例累及神经系统出现急性腰脊髓脊神经根病，该病多见于成年男性，在眼病几周后发生，临床症状类似脊髓灰质炎，可留后遗症，另还可伴发面神经瘫痪。

EV70 不同于其他肠道病毒，无嗜肠性，而是存在于眼结膜，最适生长温度为 33℃。发病早期（1~3 天），患者眼分泌物中病毒分离率高达 90% 以上，可用人源细胞系分离培养，用 RT-PCR 或免疫学方法检测病毒特异性核酸和蛋白，也可用 ELISA 检测患者血清中特异性抗体。

（二）肠道病毒 71 型

1974 年 Schmidt 等学者首次从患神经系统疾病的患者中分离出 EV71 病毒，随后，世界上许多国家相继报道了 EV71 在不同地区的流行情况。近年来，EV71 的感染在世界各地及我国呈上升趋势，1998 年我国台湾、深圳等地暴发了 EV71 大流行，2008 年我国安徽阜阳等地区相继暴发了 EV71 大流行。EV71 是手足口病的主要病原体之一，另外柯萨奇病毒 A 组的 CVA16 型引起的手足口病也较为常见，其他型柯萨奇病毒及埃可病毒等也可致手足口病。低龄患儿和免疫功能低下的成人可出现脑膜炎、脑脊髓炎、神经源性肺水肿、心肌损害、循环障碍等重症，病情凶险，可致死亡或留有后遗症。目前尚无预防性疫苗和特异的抗病毒药物进行预防和针对性治疗。

EV71 的流行多见于春、夏、秋季，多发生于 6 岁以下儿童，偶尔也见成人感染病例。EV71 主要通过粪-口途径或密切接触传播，污染的水源、昆虫均可成为传播媒介。

EV71 病毒颗粒大致呈球形，无包膜，直径 24~30nm。病毒核心为单股正链 RNA，由 VP1、VP2、VP3、VP4 四种多肽构成的原聚体拼装成具有五聚体样结构的亚单位（壳微粒），60 个亚单位相互连接形成病毒的衣壳。同其他肠道病毒一样，EV71 对有机溶剂有抵抗性，但不耐高温和紫外线。

可根据 EV71 的流行季节和临床表现等对患者进行初步诊断。应在发病早期采集粪便、咽拭子、疱疹液等标本，出现神经系统症状时采集脑脊液标本。血清学诊断需要在急性期和恢复期采集双份血清标本。临床标本在运输和贮存过程中要避免反复冻融，如果不能确保-20℃的条件，应该在 0~8℃ 运输和保存。常用 RD 细胞等人源细胞系来分离培养 EV71。当从患者标本中分离出病毒；或肠道病毒型特异性中和抗体滴度≥1∶256；或来自患者血清、疱疹液或脑脊液等标本中检测到病原体核酸；或恢复期血清中肠道病毒型特异性中和抗体较急性期有 4 倍或 4 倍以上增高；即认定为实验室确诊病例。

第九章

真菌检验技术

第一节　真菌形态检验技术

形态学检查为检测真菌的重要手段，可获得真菌感染的直接证据，是最常用的实验室诊断方法。

一、标本的采集与处理

不同疾病采集不同的标本。浅部真菌病可采集皮屑、甲屑、毛发等，深部真菌病可采集血液、脓汁、脑脊液、痰液、分泌物、尿液、组织等，食物中毒可采集可疑食物、粪便等。标本应在用药前采集，已用药者，停药一段时间后再采集。采集标本时，应无菌操作，必要时培养基内要加入抗生素抑制细菌的生长。标本量要充足，液体标本应多于 5ml，组织标本应根据病理检验和组织培养的需要采取。标本采集后，立即送往实验室检查，一般不超过 2 小时，4℃保存不超过 8 小时。

二、直接镜检

直接采取标本制片镜检，不染色，若发现真菌菌丝或孢子可初步判定为真菌感染。但多数不能确定其种类。常用的方法有以下两种。

1. 氢氧化钾透明法

常用于癣病标本的检查。将皮屑、甲屑、毛发、组织等少许标本置于载玻片上，加一滴 10%~20%的 KOH，盖上盖玻片，微加热促进角质蛋白溶解，使标本透明，并轻压盖玻片，驱逐气泡，用棉拭或吸水纸吸去周围溢液，置于显微镜下检查。检查时光线稍暗，先在低倍镜下检查有无菌丝和孢子，然后用高倍镜观察孢子和菌丝的形态特征。

2. 生理盐水法

常用于观察真菌的出芽现象。将标本置于载玻片上，加一滴生理盐水，在盖玻片四周涂上凡士林，盖在标本上，可防止水分蒸发，37℃ 3~4 小时观察结果。此外，脓液、尿液、粪便等标本可滴加生理盐水直接镜检。

此外，还可用水合氯醛-苯酚-乳酸液来消化透明标本。

三、染色镜检

染色镜检可清晰地观察到真菌的形态结构，提高检出率。可根据菌种和检验要求选取染色方法，常用的染色方法如下。

1. 革兰染色

适用于酵母菌、孢子丝菌、组织孢浆菌等。所有真菌均为革兰阳性，深紫色。

2. 乳酸-酚-棉蓝染色

用于各种真菌的检查及标本保存。将少许标本置于洁净载玻片上，滴加染液，加上盖玻片（加热或不加热），镜检。真菌被染成蓝色。如需保存染色片，盖玻片四周用特种胶封固。

3. 印度墨汁染色

常用于脑脊液（CSF）中的新生隐球菌的检查。将印度墨汁或优质墨汁 1 滴滴于洁净载玻片上，加入待检标本或脑脊液沉渣 1 滴，必要时加生理盐水 1 滴稀释，加上盖玻片，镜检。在黑色背景下可见到圆形或有出芽的透亮菌体，外周有一层透明的荚膜，宽度与菌体相当。

如标本是皮屑、甲屑、毛发等，须先用 10%~20% KOH 处理 5~20 分钟，然后再在盖玻片一端加染液，另一端用吸水纸缓慢将 KOH 吸去，直到真菌染上颜色为止。此外，根据需要还可选用其他染色方法。如瑞氏染色用于骨髓和血液中荚膜组织胞质菌的检测；黏蛋白卡红染色法（MCS）用于新生隐球菌荚膜染色；糖原染色（PAS）、嗜银染色（GMS）及荧光染色可用于标本直接涂片或组织病理切片染色检查。

直接镜检也有局限性，阴性结果不能排除真菌感染，不如培养法敏感。可有假阳性结果，如脑脊液中的淋巴细胞在墨汁染色中易误认为新型隐球菌，微小的脂肪滴可误认为出芽的酵母细胞。可疑结果应复查或进一步培养检查。

第二节 真菌的培养技术

一、基本条件

多数真菌营养要求不高，在一般细菌培养基上能生长，多用沙保弱培养基培养。培养基可加入一些抑菌剂，有利于选择培养。深部真菌可用血琼脂或脑心葡萄糖血琼脂37℃培养。还有通过显色来鉴别真菌的显色培养基。常用真菌培养基及用途见表9-1。培养真菌需较多氧气。多数真菌在22~28℃生长良好，有些深部真菌最佳生长温度为37℃。最适pH为4.0~6.0。需较高的湿度。真菌生长较慢，除类酵母菌等可在1~2天内长出菌落外，其他真菌需培养1~2周才能形成典型菌落。所有分离标本应孵育至少4周。

表9-1 常用真菌培养基及用途

培养基	用途
沙保弱培养基	深浅部真菌的常规培养
马铃薯葡萄糖琼脂培养基	观察菌落色素，鉴别真菌
玉米粉聚山梨酯（吐温）-80琼脂培养基	观察白色念珠菌厚膜孢子及假菌丝
脑心葡萄糖血琼脂培养基	培养深部真菌，使二相性真菌呈酵母型
皮肤真菌试验培养基	分离皮肤真菌
左旋多巴-枸橼酸铁和咖啡酸培养基	分离新生隐球菌
酵母浸膏磷酸盐琼脂培养基	分离荚膜组织胞质菌和皮炎芽生菌
科玛嘉念珠菌显色培养基	分离和鉴定主要致病性念珠菌
尿素琼脂培养基	鉴别酵母菌和类酵母菌，石膏样毛癣菌和红色毛癣菌

二、培养方法

1. 大培养

又称平皿培养，将标本接种在培养皿或特别的培养瓶内，因表面较大，可使标本分散，易于观察菌落特征。但因水分易蒸发，只能用于培养生长繁殖较快的真菌。

2. 试管培养

将标本接种在琼脂斜面上，主要用于临床标本分离培养、菌种保存和传代。

3. 其他培养方法

根据临床需要还可选用其他培养方法，如小培养、组织或细胞培养、单孢子培养等。

三、生长现象

真菌经过培养后，会长出菌落，菌落是鉴别真菌的重要依据。主要从生长速度、菌落的性质（酵母型菌落、类酵母型菌落、丝状菌落）、菌落的形态特征（菌落大小、菌落颜色、菌落表面、菌落质地、菌落边缘、菌落高度及菌落底部等）来观察真菌的生长现象。

此外，通过小培养可在显微镜下直接观察菌体的结构及菌丝、孢子等形态。若培养基上长满细菌或确定为实验室污染菌者应弃去，尽快采集新鲜标本重检。

第三节　真菌的其他检验技术

一、生化试验检查

主要用于检测深部感染真菌，如假丝酵母菌、新型隐球菌等。有糖（醇）类发酵试验、同化碳源试验、同化氮源试验、明胶液化试验、牛乳分解试验、尿素分解试验及测定淀粉样化合物等试验。临床常用微量生化反应管或鉴定卡来鉴别真菌，有酵母样真菌生化鉴定管、酵母样真菌同化试验编码鉴定管等。

二、免疫学检查

真菌的诊断除依靠病原学诊断外，有时还需免疫学手段进行辅助诊断。深部感染的病原菌如白念珠菌、曲霉菌和隐球菌等，传统的微生物检测方法主要为器皿培养，时间太长，阳性率较低，可用免疫学方法检测抗原、抗体及代谢产物辅助诊断。常用的方法有胶乳凝集试验、ELISA 法、荧光免疫法、放射免疫法等。

真菌的其他鉴定诊断实验还有动物实验、核酸检测及真菌毒素的检测及组织病理学检查，可根据临床需要选用。

参考文献

［1］石林，董壮飞，吴贵荣．医学检验与临床常见疾病的实验室诊断［M］．兰州：兰州大学出版社，2018.

［2］丁军颖，崔潋．医学免疫学检测技术及临床应用［M］．北京：化学工业出版社，2018.

［3］郑铁生，倪培华．临床检验医学［M］．北京：人民卫生出版社，2017.

［4］彭明婷．临床血液与体液检验［M］．北京：人民卫生出版社，2017.

［5］胡旭．新编临床检验医学［M］．长春：吉林科学技术出版社，2019.

［6］郑芳，王晓春．临床分子诊断学［M］．北京：人民卫生出版社，2018.

［7］秦燕，陈英，刘丽娟，解学芳．临床实用医学检验技术［M］．北京：科学出版社，2018.

［8］闵迅，黄健，杨艳．临床检验标本采集与质量控制［M］．北京：科学出版社，2018.

［9］潘柏申，尚红．检验医学进展［M］．北京：中华医学电子音像出版社，2018.

［10］陈福祥，陈广洁．医学免疫学与免疫学检验［M］．北京：科学出版社，2018.

［11］黄宪章，徐宁，何敏．临床免疫学检验技术要求［M］．北京：人民卫生出版社，2019.

［12］佟威威．医学检验的仪器与管理［M］．长春：吉林科学技术出版社，2019.

［13］王霄霞，夏薇，龚道元．临床骨髓细胞检验形态学［M］．北京：人民卫生出版社，2019.

［14］陈小元，金征宇．临床分子影像检测技术［M］．北京：人民卫生出版社，2019.

[15] 吴忠道，汪世平．临床寄生虫学检验［M］．北京：中国医药科技出版社，2018.
[16] 宋文刚，李雅林，徐英萍．医学免疫学实验［M］．北京：科学出版社，2018.
[17] 王青．实用血细胞检验图谱［M］．上海：上海科学技术出版社，2018.
[18] 赵世芬．分析化学［M］．北京：人民卫生出版社，2018.
[19] 黄红兰，石金舟．医学微生物学［M］．武汉：华中科技大学出版社，2018.
[20] 刘成玉，林发全．临床检验基础［M］．北京：中国医药科技出版社，2018.